DETLEF BRENDEL

SCHLUSS MIT ESS VER BO TEN

Warum Sie sich Ihre Ernährung nicht länger von Pharmalobby & Co diktieren lassen sollten

PLASSEN
VERLAG

Inhalt

KAPITEL 1

WARUM DIESES BUCH?

Die Dosierung ist extrem. Täglich wird in der Medienberichterstattung gesunde Ernährung angemahnt. Täglich wird die Menschheit mit Negativ-Meldungen über Nahrungsmittel, deren Bestandteile und deren Potenzial, den Körper und vielleicht auch den Geist erkranken zu lassen, traktiert. Ist ein Buch, das diese allgegenwärtigen und variantenreichen Erkenntnisse als Ernährungs-Wahn charakterisiert, erlaubt? Warum schreibt jemand ein Buch, das auf der Basis seriöser wissenschaftlicher Fakten und sauberer Recherche speziell das Thema Zucker analysiert? Ein alternatives Buch könnte so einfach und verlockend sein. Man könnte darin behaupten, die zerstörerische Droge Zucker würde zu geistiger und körperlicher Impotenz und letztlich zu tödlichem Krebs führen. Begeisterte Leser würden zustimmen. Man könnte prognostizieren, die Bevölkerung würde an durch Zucker verursachter Herzverfettung dahinsiechen und nur Strafsteuern und gesetzlich verankerte Müslirezepte könnten diesen Exodus noch aufhalten. In Talkshows zur Rettung der Menschheit würden abstruse Forderungen zur Bevormundung der Verbraucher mit

Applaus quittiert. Zustimmung und Auflage wären solchen Büchern, weil sie dem Zeitgeist entsprechen, sicher. Man muss nur in den lauten Chor derjenigen einstimmen, die Zucker als ungesund, als Verursacher von Übergewicht und zahlreichen Krankheiten, als Droge oder sogar als Gift verunglimpfen. Und Zucker ist nur das prominenteste Beispiel. Fett, Fleisch, Eier, Belastungsspuren im Trinkwasser, Giftstoffe im Tee und vielleicht grundsätzlich die in großen Fabrikationen hergestellten Nahrungsmittel – es gibt so viele attraktive Themen, mit denen man ideologisch motivierten Applaus erzielen könnte.

Was verleitet also einen Autor dazu, sich dem plebiszitären Shitstorm derjenigen auszusetzen, deren Vorurteile sich nach Jahren der Zucker-Diskriminierung von unbegründeten Meinungen zu überzeugten Ideologien gewandelt haben? Warum analysiert er, dass viele der heute gepflegten Ernährungs-Ideologien das Resultat von wirtschaftlich erfolgreichen Predigern sind, die sich Angststörungen ihrer jeweiligen Anhänger nutzbar machen? Es ist erstens die Überzeugung, dass auch in einer durch Vorurteile belasteten Situation eine sachliche Diskussion möglich sein muss. Es ist zweitens die Überzeugung, dass der sogenannte Zeitgeist ein schlechter ist, wenn er jeglicher sachlichen Grundlage entbehrt. Und es ist drittens die Überzeugung, dass die permanenten Angriffe auf unsere Ernährung und speziell den Zucker durch Interessen getrieben werden, die nicht mit den Interessen der Verbraucher deckungsgleich sind.

Dem sachlich orientierten Leser soll es Lust auf die Lektüre machen. Und den selbst durch Tatsachen nicht zu irritierenden Ideologen soll an dieser Stelle eine kurze Skizze dessen, was auf den folgenden Seiten zu erwarten ist, als Warnung dienen. Das Buch will Ernährungsmythen aufdecken und zu einem wieder unbeschwerten Umgang mit der Nahrung animieren. Das Buch ist nicht primär eine ernährungswissenschaftliche Betrachtung des

Themas Zucker. Die medizinisch unstrittige Erkenntnis, dass Zucker für unser Leben eine existenzielle Bedeutung hat, muss, weil durch eine Vielzahl von Fachpublikationen belegt, nicht durch ein weiteres Buch bekräftigt werden. Und gegen den Zucker gibt es keine wissenschaftlich validen Fakten, die ein sachlich ehrliches Buch füllen könnten. Die Behauptungen der Zucker-Gegner werden deshalb nicht vorrangig unter dem Gesichtspunkt der Ernährung gewürdigt, sondern vor allem unter dem Aspekt ihrer Absicht und ihrer Herkunft. Warum beharren Menschen auf einer Lüge, für die sie keine schlüssigen Belege haben? Warum sind Menschen bereit, ihre Mitmenschen durch falsche Informationen in eine Richtung zu lenken, die eventuelle Probleme nicht löst, sondern sogar zu kontraproduktiven Entwicklungen führt? Warum entwickelt sich ein Meinungsklima, das die Freude an Ernährung nimmt und den Genuss als schädlich erscheinen lässt? Welche politischen Gefahren resultieren aus der Verunsicherung der Verbraucher und dem Meinungsdiktat von Interessengruppen, die für sich in Anspruch nehmen, dass ihre ideologischen Vorstellungen die alleinigen Leitplanken für das richtige Leben sind?

Dieses Buch analysiert einen gigantischen Fake und seine Konsequenzen. Es ist eine beeindruckende Irreführung der Menschen, bei der viele mitmachen, weil es ihnen gut erscheint und sie angeblichen Fachleuten vertrauen. Und man kann es schließlich seit Jahren immer wieder lesen. Die Medien sind Mitgestalter der großen Verunsicherung, entweder als Komplizen von Ernährungsdiktatoren, Anti-Zucker-Gurus oder als Opfer der Defizite an sachlicher Information. Wissenschaftlich fundierte Grundlagen gibt es weder für die Diskriminierung des Zuckers noch für die Glaubenskriege, mit denen Ernährung, Nahrungsmittel und Lebensmittelwirtschaft zunehmend überzogen werden.

Zahlreiche Protagonisten haben für sich aber auch die Vorteile für das eigene Wohlergehen erkannt. Mediziner wollen mit spektakulären Theorien Geld verdienen. Wissenschaftler lassen sich zu Interessenvertretern von Industrien machen, denen sie helfen, mit Angriffen auf den Zucker und die Ernährung insgesamt milliardenschwere Märkte aufzubauen. Ernährungsunternehmen versuchen, den Trend zu nutzen, um sich gegen Wettbewerber durchzusetzen. Und Organisationen, die sich als Schützer der Menschheit gerieren, schreien lauthals, um Geld zu verdienen und ihre Ideologien durchzusetzen, die bei kritischer Betrachtung oft einen durchaus menschenverachtenden Charakter haben.

Eigentlich, wie die sachliche Analyse zeigen wird, geht es auch gar nicht um den Zucker. Mit ihm lässt sich nur so gut argumentieren, weil er als Baustein in vielen Lebensmitteln und fast allen wohlschmeckenden Nahrungsmitteln steckt. Er ist der ideale Hebel für diejenigen, die gegen die heutige Ernährungswirtschaft zu Felde ziehen. Er ist der leicht merkfähige Begriff, um die Verbraucher zu erreichen. Was den Menschen nicht schmeckt, taugt schließlich nicht für den ideologischen Kampf. Beim schmackhaften Zucker ist das etwas anderes. Er ist die Vokabel, mit der neue Krankheitsbilder geschaffen werden sollen, um dann in willigen Märkten mit Erfolg Schlankheitspillen oder Drogen gegen angebliche Drogenabhängigkeit zu verkaufen. Der Zucker ist kein Problem, sondern der arme Sündenbock in einer Strategie mit gewaltigen wirtschaftlichen Interessen. Deshalb steht er als Beispiel im Mittelpunkt der Betrachtung. Er wird am lautesten angegriffen, er soll ein Universal-Verursacher von Krankheiten sein und über seine fiskalische Bestrafung wird sogar in der Politik eine ahnungslose Diskussion angestrengt. Zugleich ist er aber auch der Baustein in der Ernährung, der für eine Vielzahl von Genüssen zuständig ist. Und Genuss ist ein wesentlicher Aspekt der positiven Ernährung.

Die massive Front gegen den Zucker ist facettenreich und scheint bei den Gegnern die Fantasie immer wieder neu zu beflügeln. Behauptungen schaffen jedoch keine Wahrheiten. Zucker ist keine Droge wie Kokain. Der wohlschmeckende Nahrungsmittelbaustein erzeugt keine Sucht. Zucker ruft keine zwangsläufig letalen Krankheiten hervor. Zucker ist nicht der alleinige Verursacher von Übergewicht oder anderen sogenannten Wohlstandskrankheiten. Die medizinische Forschung hat mit Hunderten von wissenschaftlichen Arbeiten dagegen mehr als ausreichend belegt, dass Kohlenhydrate in der Ernährung und speziell der daraus gewonnene Zucker zu den wichtigsten Bausteinen des Lebens zählen. Deshalb gibt es auch keine Studie, die beweisen soll, dass Zucker nicht lebensgefährlich ist. Sie wäre so unsinnig wie eine Studie, die beweisen soll, dass der Organismus nicht durch das zum Überleben wichtige Wasser keinen Schaden nimmt – es sei denn, man ertrinkt darin. Kein seriöser Wissenschaftler käme auf die Idee, beweisen zu wollen, dass diese Bausteine des Lebens nicht krank machen. Vieles kann natürlich die Gesundheit schädigen, wenn zu viel davon konsumiert wird. Eine extreme Menge Kleie kann den Organismus ebenso zum Zusammenbruch bringen wie eimerweise getrunkenes Wasser. Gefährlich ist darum aber keines von beiden.

Strategisch geschickt wird das populäre Stichwort „Verbraucherschutz“ genutzt, um immer wieder die Verunsicherung der Verbraucher zu legitimieren. Vor wem ist der Verbraucher zu schützen? Vor der Lebensmittelwirtschaft, die ihn mit hochwertigen Produkten versorgt? Vor Nahrungsmitteln und Nährstoffen, die der Körper für seine Funktionsfähigkeit braucht? Oder vielleicht vor denjenigen, die mit Hetzparolen oder obskuren Ernährungstheorien Geld verdienen wollen und die danach trachten, uns jeden Genuss zu verbieten?

Die Realität ist beruhigend. Wir essen nicht, wie irreführend behauptet wird, extrem viel Zucker, und Zucker macht überdies nicht krank oder süchtig. Es ist eigentlich nicht kompliziert, sich mit Zucker figurbewusst und gesund zu ernähren. Und Zucker hat auch noch keinen Menschen süchtig gemacht. Wer anderes behauptet, dem fehlt jeder Beweis. Ersatzweise wird argumentiert: Gezuckerte Lebensmittel schmecken uns gut, und das ist schlecht. Wohlgeschmack als Problem oder Fehler? Lecker darf es also nicht mehr sein? Nein, jeder Mensch kann die Mengen selbst bestimmen und „Ja“ oder „Nein“ sagen. Dafür brauchen wir keine zusätzlichen Steuern oder Ampelsysteme. Als mündige Bürger sollten wir eine Ernährungsdiktatur über Zucker- oder Fettsteuern rundweg ablehnen. Denn fast alle Menschen lieben oder mögen nun einmal den süßen Geschmack. Das beginnt sofort nach der Geburt. Tropft man einem Neugeborenen eine Zuckerlösung auf die Lippen, lächelt es. Und die Liebe zum Süßen geht bis ins Seniorenalter weiter. Während die Geschmackswahrnehmung für Salz und andere Geschmacksrichtungen zunehmend nachlässt, ist das beim Süßgeschmack kaum der Fall. Selbst Hochbetagte lächeln noch, wenn sie Süßspeisen verzehren. Sie schmecken einfach gut, und daher essen wir gerne süß. Das ist unsere Natur, die wir uns nicht von Ernährungsdiktatoren austreiben lassen dürfen.

Wer an dieser Stelle, wohl ahnend, dass seine Vorurteile nicht bestätigt werden, die Lektüre des Buches einstellen möchte, sollte sein Verhältnis zur Wahrheit und sein Interesse an belegbaren Fakten, auch wenn sie sein bisheriges Weltbild stören, überprüfen. Auch den Lesern, die in diesem Moment den Kauf des Buches für eine Fehlinvestition halten, möchte ich Mut machen. Es kann ein befreiendes Gefühl sein, wenn sich bei der Lektüre die Erkenntnis durchsetzt, dass man bisher durch gezielte Fehlinformationen in die Irre geleitet wurde und Ernährung doch nicht so gefährlich ist, wie sie oft dargestellt wird. Es kann kritisches Bewusstsein wecken, wenn man erkennt, welche Interessen hinter der Instrumentalisierung der Verbraucher stecken. Und es kann die Augen für einige Themen mehr öffnen, mit denen Geschäftemacher und Ideologen unser Verhalten bestimmen wollen. Deshalb der Appell: Haben Sie den Mut, sich auf der Grundlage von Fakten eine eigene Meinung zu bilden.

Wissenschaftlich fundierte Fakten sollen dazu beizutragen, dass Sie beim Genuss eines leckeren Marmeladenbrötchens, eines aromatischen Gebäcks oder beim Süßen des Kaffees oder Tees mit einem Löffel Zucker kein schlechtes Gewissen mehr haben. Zucker ist keine Sünde, und die Vermeidung von Zucker bringt für Sie und Ihre Gesundheit keine Vorteile, solange Sie sich insgesamt an die Grundlagen eines ausgewogenen gesunden Ernährungs- und Lebensstils halten. Das Buch soll aufklären, informieren und Sicherheit geben, solange der Genuss in diesem Land noch nicht zum Straftatbestand erklärt wird.

Das Buch hat eine klare Intention: Wir müssen den Wahn der ideologischen Ernährungsmythen beenden. Sie haben keinen Nutzen, provozieren allerdings erheblichen Schaden.

Der seit Jahren traditionell strapazierte Hebelpunkt, weil er für die notwendige Aufmerksamkeit sorgt, ist in der Ernährungsdiskussion der Zucker. Wir müssen, und dieses Buch legt dazu die notwendigen Fakten auf den Tisch, erkennen, dass diese Agitation gegen den Zucker ein gewaltiger Fake ist. Betrieben wird diese Agitation durch gekaufte Wissenschaft, Marketingstrategien großer Konzerne, die Orientierungslosigkeit staatlicher Institutionen, profilneurotische oder profitorientierte Mediziner und nicht zuletzt durch viele gutgläubige Menschen, die instrumentalisiert wurden, ohne dies zu ahnen.

Wir müssen uns wieder mit der Realität beschäftigen. Auch die Politik ist gefordert, sich an Fakten statt an modischen Trends zu orientieren. Regulation durch Strafsteuern ist erstens eine soziale Ungerechtigkeit. Und zweitens gibt es keine sachliche Grundlage, was überhaupt aus welchen erwiesenen Gründen besteuert werden sollte. Eine sogenannte Ampel für Nahrungsmittel ist die dreifarbige Variante dokumentierter Unwissenheit. Ein Mensch, der auf dem Sofa still sitzend jeden Tag ausgiebig grün gekennzeichnete Nahrungsmittel isst, wird die Ausdehnungen seines Körpers aufmerksam beobachten können. Die Ampel hat ihm dann keinen Nutzen gebracht, sondern im Gegenteil Schaden zugefügt, weil sie ihm den Blick auf seine wirklichen Probleme verstellt hat.

Wir müssen endlich begreifen, dass wir keine den Menschen entmündigende Ernährungspolitik brauchen, sondern eine den Menschen motivierende Lifestyle-Diskussion. Zu dieser Diskussion, auch wenn es vielen am Zeitgeist orientierten Ideologen nicht gefallen wird, will dieses Buch beitragen.

KAPITEL 2

DER IRREGEFÜHRTE VERBRAUCHER

La dolce Vita

Es hat schlicht wunderbar geschmeckt. Die Krönung kulinarischer Freuden war ein abschließendes Dessert, das den Geschmacksnerven eine Sensation beschert hat. Eigentlich könnte der Genießer so richtig zufrieden sein. Aber es keimen mannigfache Zweifel. War das gesamte Essen mit seinen exotischen Zutaten im Hinblick auf Nachhaltigkeit und Sozialverträglichkeit eigentlich politisch korrekt? Hat das auf den Punkt gegarte Fleisch im Hauptgang vor seinem Weg in die Pfanne als lebendes Rind den Klimawandel beschleunigt? Steigt der Blutdruck nicht nur wegen der am Gewissen nagenden Fragen, sondern auch wegen der aromatischen Salzkruste? Wie viel den Geschmack optimierender, verstärkender Zucker war in allen Köstlichkeiten, und dürfen ein oder zwei weitere Löffel Zucker in den Espresso, ohne dass wir Suizid auf Raten begehen? Kann es überhaupt politisch korrekt sein, sich an einem Essen zu erfreuen und es sogar zu genießen?

Es drängt sich die Erkenntnis auf, dass Haferbrei mit Milch von glücklichen Kühen, die allerdings wegen des Klimawandels ihren persönlichen Methanausstoß im Griff haben sollten, besser gewesen wäre. Allerdings soll die Milch auch nicht so gesund sein, wie wir von Kindesbeinen an geglaubt haben. Vielleicht wäre der mit Wasser angerührte Brei die bessere Variante gewesen. Wenn da im Wasser nur nicht Spuren von Antibiotikaresten und einige andere Mitbringsel wären, die man heute im ppb-Bereich (neun Stellen hinter dem Komma) messen kann.

Liebe geht, einer alten Redensart entsprechend, angeblich durch den Magen. Die Verführung durch Kochkünste oder das Candle-Light-Dinner mögen nicht mehr korrekt im Sinne unserer Ernährungspolizisten sein, aber sie machen Freude. Schlimm ist dagegen, dass uns unser Essen heute ständig durch den Kopf geht. Ein befreites Genießen steht auf dem Index.

Das permanente Trommelfeuer auf unsere Ernährungsweise, auf unser Essen und Trinken ist ein Angriff auf unsere Kultur. Essen ist mehr als die Zufuhr von Nahrung zur Versorgung des Stoffwechsels. Die Art und Weise, wie wir uns ernähren, ist ein zentraler Bestandteil der Kultur einer menschlichen Gemeinschaft. Wenn hier die Axt der Bevormundung angelegt wird, ist es eine Attacke auf diese Gemeinschaft. Unter diesem Aspekt ist auch eine Differenzierung zwischen Ernährung und Essen erlaubt und sogar notwendig. Ernährung und die Diskussion darüber sind kognitiv gesteuert. Hier sind einer theoretischen Betrachtung Tür und Tor geöffnet. Das Essen ist dagegen primär emotional bestimmt. Prägende Faktoren beginnen bei Traditionen, gehen über ethnische Besonderheiten, spezifische Nahrungsmittel, die durch die regionale Landwirtschaft determiniert werden, bis hin zu Lebensstilen sozialer Gruppen – und nicht zuletzt bis zu dem, was wir unter Genuss verstehen. Nicht ohne Grund gibt es den Begriff „Esskultur“, der mehr bedeutet als den unfallfreien Umgang mit Messer und Gabel.

Es hat sich eine Ernährungsdiskussion herausgebildet, die den Menschen die Freude am Essen nimmt. Die Kluft zwischen dem, was die Menschen essen – und hier ist es vor allem das der täglichen Lebenssituation geschuldete Essen –, und dem, was als wissenschaftlich fundierte Ernährung gepriesen wird, nimmt ständig zu. Es ist eine Kluft, die den Menschen Sicherheit nimmt und Ängste provoziert.

Angriff auf die Psyche

Die Besserwisser der uns permanent verfolgenden Ernährungsaufklärung schaffen es, dass wir uns vor dem Essen und erst recht vor dem Genuss fürchten. Der lustfeindliche Umgang mit Ernährung ist ein Angriff auf die Psyche. Restriktion und Reduktion werden zu Leitlinien von Empfehlungen. Plakative Warnungen vor Fett und Zucker, vor Alkohol und Fleisch, vor Gluten (Getreideeiweiß) und Glutamat (Geschmacksverstärker) machen aus der Planung von Mahlzeiten Stress statt Vorfreude. Dazu kommen die geradezu religiös anmutenden Predigten der radikalen Fundamentalisten, die sich als moralische Instanzen gerieren. Sie wollen uns durch den Gedanken an Massentierhaltung und den Klimawandel die Freude an einem Steak nehmen. Verzicht wird als problemorientierte und moralisch korrekte Ernährung propagiert. Und das Heer der Gesundheitsberater bombardiert die Verbraucher mit Warnungen vor drohenden Krankheiten und einem frühen Exitus. Aber wir leben noch. Und nicht nur das. Wir leben eigentlich auch gut und immer länger.

Dennoch wird niemand behaupten, dass Menschen, die ein Leben lang gegessen haben, dies überlebt hätten. Wir haben nach wie vor eine Mortalitätsrate von 100 Prozent. Zahllose Ernährungsdogmatiker wollen uns allerdings glauben machen, die Ernährung sei schuld an diesem hohen Prozentsatz. Die Lebensweise, die im Prinzip eine gesunde sein soll, ist jedoch erheblich mehr als der wöchentliche Ernährungsfahrplan. Was der Mensch an zivilisatorischen Lebensbedingungen auszuhalten hat, ist nicht durch sorgfältig geplante und angeblich wissenschaftlich abgesicherte Mahlzeiten zu kompensieren. Vor diesem als dramatisch dargestellten Hintergrund des Konsums von Fett, Zucker, Weizen, Eiern und anderen uns nach Gesundheit und Leben trachtenden „Drogen" und „Giften" werden die Menschen sogar zunehmend älter. Und sie bilden dabei Beschwerden und Krankheiten aus, die nicht einzelnen Nahrungsmitteln anzulasten sind, sondern vor allem der Tatsache, dass sie so lange leben, also „alt" werden. Viele Krankheiten, bei denen heute eine statistische Zunahme als vermeintlich dramatische Entwicklung bezeichnet wird, konnten die Menschen früher gar nicht erst bekommen. Sie waren schlicht nicht mehr unter den Lebenden, um an solchen altersbedingten Leiden zu erkranken.

Krankheiten sind auch Konsequenzen der gesellschaftlichen Realität. Als Ursache für Erkrankungen scheidet heute Nahrungsmittelmangel in unserer Gesellschaft praktisch aus. Auch die Lebensmittelvergiftungen früherer Zeiten sind kaum mehr relevant, weil wir durch Konservierung, Hygiene und Kühlung besser davor geschützt sind. Im Gegenzug steigen die Krankheiten an, die wir infolge eines körperlich weniger aktiven, stressbeladenen und längeren Lebens ausbilden. Diese chronischen Leiden und Erkrankungen sind neue Herausforderungen für die Medizin. Sie ausschließlich und immer der Ernährung oder sogar einzelnen Nahrungsmitteln anlasten zu wollen, ist unverantwortlich.

Orthorexia nervosa

Es ist eine gute Absicht, gesund leben zu wollen. Das in der Ernährungswissenschaft immer wieder als richtungsweisend beschriebene Konzept dazu lässt sich in einem Satz zusammenfassen: Ausgewogen und vielseitig essen und dabei auf eine gute Balance zwischen den aufgenommenen Kalorien und dem Verbrauch durch körperliche Aktivität achten. Der eigene Körper signalisiert, was er braucht, was ihm schmeckt und was ihm bekommt. Und jeder weiß individuell, was für ihn Genuss ist. Ein einfacher und guter Grundsatz, mit dem sich allerdings keine Diäten, Programme oder kostspielige Alternativ-Nahrungsmittel verkaufen lassen. Wer braucht dann Bücher, in denen behauptet wird, dass Weizen dumm macht oder Zucker tödlich ist? Wer glaubt an das den Tod bringende Cholesterin in Eiern, um willig Cholesterinsenker zu schlucken? Wer kauft dann angeblich heilende Galaktose zum einem Kilopreis von 270 Euro als Zucker-Alternative? Wir brauchen den permanenten Psychostress der Ernährungsattacken, um einen gewaltigen Markt in Schwung zu halten.

Die Lektüre der inflationären Ernährungs-Aufklärung kann den Appetit auf die bewährten und beliebten Speisen gründlich verderben. Die Schokolade bleibt mit dem Gefühl, aktuell die Gesundheit zu ruinieren, im Halse stecken. Wer dann leider nicht bei der Schokolade bleibt, sondern den Entschluss fasst, eine gesunde Ernährung zu suchen, hat einen fatalen Schritt getan. Er steht einer Phalanx von Ernährungsideologien gegenüber. Unterstellt man mit dem Höchstmaß an Wohlwollen, dass manche dieser Ratschläge und Empfehlungen gut gemeint sind, so muss man dennoch nüchtern feststellen, dass nicht ein Ernährungsprogramm die Legitimation hat, zur Gesundheit beizutragen. Der irritiert nach vermeintlich gesunder Ernährungsweise suchende Verbraucher mag an eine sympathisch klingende und mit oft moralischem Anspruch verbrämte Kost glauben und sich damit vielleicht auch gut fühlen. Eine wissenschaftliche Grundlage gibt es dafür in keinem Fall. Es sind fantasievoll ausgedachte Hypothesen, die leider oft zu einer Mangelernährung führen. Wer bei veganer Kost seine Defizite durch Ergänzungspräparate und Vitaminpillen ausgleichen muss, dürfte kaum der Überzeugung sein, eine von der Evolution herausgebildete natürliche

Lebensweise zu praktizieren. Von der permanenten Selbstkasteiung der an Rohkost knabbernden Gläubigen ganz zu schweigen.

Der Wunsch ist der Vater des Gedankens. Nichts Genaues weiß man nicht. Deshalb weisen ehrliche Wissenschaftler bei ihren Studien zur Ernährung fast immer darauf hin, dass sie zwar Korrelationen gefunden haben, diese aber nicht in ihren Ursachen begründen können und wohl weitere Forschung notwendig ist. Korrelationen sind eben keine Ursache-Wirkung-Beziehung. Analoge Studien führen dann häufig zu einem völlig anders lautenden Ergebnis. Und das provoziert dann die Verschwörungstheoretiker, die nicht in ihr Weltbild passende Studie als interessengesteuerte Manipulation zu diskriminieren. Doch so einfach ist es nicht. Korrelationen sind nun einmal keine Kausalitäten.

Wenn nur das veröffentlicht werden würde, was Sinn macht und als wissenschaftlich bewiesen gelten kann, hätten die Medien viel Platz für wichtigere Nachrichten gewonnen. Nur ein paar Beispiele zum Studien-Gewirr: Süßigkeiten sollen, weil in ihnen Zucker steckt, dick machen. Eine Studie stellt dagegen überraschend fest, dass die Schlanken mehr Süßigkeiten essen als die Übergewichtigen. Übergewichtige, und auch da soll der Zucker ein Mitverursacher sein, drohen an Diabetes zu erkranken. Die aktuelle Forschung erkennt, dass allerdings die Genetik ein wesentlicher Grund für die Erkrankung ist. Ein weiterer möglicher Grund: 2013 konnten Wissenschaftler feststellen, dass es zwischen einer geringen Melatonin-Ausschüttung und dem Risiko, an Diabetes zu erkranken, eine Relation gibt. Das würde bedeuten, dass ein Schlafmangel zu den Ursachen zählt. Wohl jedem bekannt ist der Appell, viel Obst und Gemüse zu essen. Das führt bei den Intensiv-Essern jedoch zu keiner Vermeidung von Krankheiten, aber zu einer Zunahme der Verdauungsbeschwerden auf breiter Front. Sensible Esser sollten bei Auswahl und Menge auf ihren Körper hören, statt Parolen zu glauben. Ballaststoffe und Fruchtzucker verträgt nicht jeder Darm in großen Mengen. Moderate Fleischesser zeigen, auch dazu gibt es Studien, weniger Erkrankungen als praktizierende Vegetarier, die als Belohnung für ihren Verzicht keineswegs mit längerem Leben belohnt werden. Das sind alles auf Fakten basierende Korrelationen, die eine große Gemeinsamkeit haben: Keiner kennt die wirklichen Gründe für die Korrelationen. Und auch für die Behauptung, dass Zucker oder Salz die Gesundheit schädigen, gibt es keinen wissenschaftlichen Beweis. Was wir allerdings definitiv wissen, ist die Tatsache, dass Zucker der unverzichtbare Treibstoff für das Gehirn ist. Und exakt das sollte bei der Lektüre der variantenreichen Weisheiten genutzt und auf den Modus „kritische Wahrnehmung“ geschaltet werden.

Obwohl kein Mediziner, wenn er ehrlich ist, eine Liste guter und schlechter Nahrungsmittel definieren kann, werden wir mit diesen Klassifizierungen täglich in immer wieder neuen Varianten konfrontiert. Diese angebliche Aufklärung tut den Verbrauchern Gewalt an. Sie hat sogar schon zu einer neuen Krankheit geführt, weil Ernährungsmediziner und Psychotherapeuten zunehmend gemeinsame Patienten haben. Es sind diejenigen, die ein Ernährungsweltbild haben, das an ihrer körperlichen und geistigen Unversehrtheit kratzt. Die Fixierung auf das vermeintlich erstens gesunde und zweitens moralisch korrekte Essen kann zwanghafte Züge annehmen. Die um ihr Wohl besorgten Esser respektive Nahrungsmittel-Verweigerer, denen kein reichhaltiges Buffet Lösungen bietet und die eine Tisch-Konversation schnell in Richtung Unverträglichkeiten und Zusatzstoffen dirigieren, sind in einer genussvollen Runde sozial unverträglich. Für ihr ideologisches Verhalten, meist gepaart mit dem Hang, ihre Mitmenschen missionieren zu wollen, ist ein Krankheitsbild definiert worden. Um Orthorexia nervosa soll es sich handeln.

Bei einem Verhalten mit partiell krankhaft anmutenden Zügen muss es nicht gleich eine Krankheit im wissenschaftlichen Sinn sein. Die Betroffenen mit ihren oft drastischen Nahrungseinschränkungen sind vielmehr die bemitleidenswerten Opfer einer orientierungslosen Ernährungsdiskussion. Kontinuierlich wird propagiert, dass Ernährung gesund sein soll. Dieser Appell ist keineswegs verwerflich. Verantwortungslos ist der Umgang mit dem Thema einer gesunden Ernährung. Traditionelle Ernährung wird permanent der Kritik ausgesetzt. Mit immer wieder neuen Horrormeldungen werden einzelne Nahrungsmittel oder deren Bausteine angegriffen. Das produziert einen Druck, der nach Lösungen verlangt. Nur exakt diese Lösungen bleibt die Ernährungswissenschaft schuldig. Es gibt keine wissenschaftlich ernsthafte Studie, wie die optimale Ernährung auszusehen hat. Diese fundamentale Unsicherheit nutzen Profiteure des mit großer Dynamik aufgeführten Ernährungs-Theaters, um ihre vermeintlichen Erkenntnisse von Veganismus über Makrobiotik bis zur Paleo-Kost als Lösungen zu propagieren und in wirtschaftlichen Erfolg umzusetzen.

Orthorexia nervosa ist keine Krankheit, sondern beschreibt den verzweifelten Versuch, korrektes Verhalten als individuelle Lösung eines Problems zu finden, das damit erst zum eigentlichen Problem der Betroffenen wird. Es ist eine Tragik. Ernährung, mit der wir gut und genussvoll leben und mit der wir immer älter werden, wird in Frage gestellt. Es werden viele Fragezeichen kreiert, ohne auch nur im Ansatz Antworten oder Lösungen zu haben. Diese Diskrepanz zwischen dem kontinuierlichen Druck, sich gesund ernähren zu sollen, und der Unfähigkeit, dafür solide Pläne im Sinne des oben genannten Grundsatzes durchzusetzen, schafft den Freiraum für die Gurus, die sich ihre eigenen angeblich gesunden Modelle gebastelt haben. Eine verantwortungslose Verunsicherungs-Branche von Ärzten bis zu Medien baut ein Klima auf, in dem Ernährungsideologien prächtig gedeihen können. Und wenn die Opfer dieser Fehlentwicklung unter ihrem restriktiven

Essverhalten leiden, hat ihr Zustand zumindest einen Namen – Orthorexia nervosa.

Eigentlich ist es Anorexie, also eine psychisch bedingte Appetitlosigkeit, mit einer allerdings anderen Perspektive. Bei Anorexie wird das Essen wegen der Quantität abgelehnt, bei der Orthorexie wegen der als kritisch eingeschätzten Qualität. Dieses Verhalten gilt den Betroffenen dann als korrekt im Sinne des griechischen Wortes „ortho" (richtig).

Das Phänomen ist zwar eine erkennbare Essstörung, aber im Grunde eine Angststörung. Die Angst um die Gesundheit und die Konzentration auf Nahrungsmittel und Ernährung sind bei den Betroffenen allgegenwärtig. Sie belasten und behindern ihren Alltag. Dabei ist es für die darauf fixierten Menschen fast schon ein zynischer Kreislauf. Neurobiologen wissen, dass Angststörungen oft mit einem geschwächten Serotoninsystem verbunden sind. Eine ausgewogene Ernährung, die auch für ausreichend Genuss sorgt, könnte hilfreich sein. Aber exakt diese wird aus ideologischer Konsequenz abgelehnt.

KAPITEL 3

DIE GROSSE ZUCKER-VERSCHWÖRUNG

Landwirte, die Zuckerrüben oder Zuckerrohr anbauen, die verarbeitenden Unternehmen, die aus dem Naturprodukt reinen Zucker gewinnen, und die Betriebe der Nahrungsmittelwirtschaft, die den Zucker in ihren Rezepten zur Optimierung der Lebensmittel einsetzen, werden seit Jahren der globalen Konspiration verdächtigt. Die sogenannte Zucker-Mafia soll mit gewaltigen Summen, einer mächtigen Lobbyarbeit, aufwendigen Kampagnen und irreführenden Argumentationen die Menschen angeblich vom rechten Weg der Tugend abbringen wollen. Wenn diese Verschwörungstheorie zutreffen sollte, wäre es die erfolgloseste Kampagne der Welt. Sie hätte nichts bewirkt, weil die mit Zucker arbeitenden Unternehmen seit mehr als 30 Jahren permanent auf der öffentlichen Anklagebank sitzen und immer neue Anschuldigungen über sich ergehen lassen müssen. Die wachsende Zahl der Verbraucher, die im Zucker ein krank machendes Lebensmittel mit Suchtpotenzial sehen, und die Politiker, die über eine Regulation des Zuckerverzehrs diskutieren, dürften wohl kaum als erfolgreiche Resultate einer Zucker-Verschwörung gewertet werden. Die angeblichen

Verschwörer müssen wohl etwas falsch gemacht haben, wenn sie nach wie vor am öffentlichen Pranger stehen.

Die für die öffentliche Meinungsbildung verantwortlichen Schaltstellen sind anders besetzt, als es uns die Zucker-Gegner einreden wollen. Der öffentliche Imperativ, dem wir den aggressiven Zeitgeist im Hinblick auf den Zucker und die Ernährung insgesamt verdanken, baut auf einer anderen Systematik auf. Es ist eine massive Verflechtung von internationalen Unternehmensinteressen, marketingorientierten Wissenschaftlern, profilneurotischen Medizinern, Geschäftemachern, willfährigen Politik-Institutionen und Nichtregierungsorganisationen, den sogenannten NGOs, die in der Realität bereits zu uns regierenden Organisationen geworden sind und die mit der angeblichen Interessenvertretung der Menschheit gutes Geld verdienen. Und nicht zuletzt sind es zahlreiche Medien, die Fakten nicht verantwortungsbewusst recherchieren und die neue Schreckensmeldungen nicht kritisch in Frage stellen. Sie glauben alles, was dem öffentlichen Imperativ entspricht, besonders dann, wenn es von den die Meinung gestaltenden NGOs verbreitet wird, weil diese angeblich immer die Guten sind.

Die sorgfältige Analyse, wer mit welchen Interessen und welchen Strategien welche Ziele verfolgt, lohnt. Der kritische Leser wird sich deutlich wohler fühlen, wenn er weiß, wie und aus welchen Motiven heraus er instrumentalisiert und reguliert werden soll.

Gewissenloser Bullshit

Das Phänomen ist auf den ersten Blick nicht zu verstehen. Warum wird derart viel über gesunde Ernährung und angeblich krank machende Nahrungsmittel geschrieben, wenn es dafür keine sachliche Basis gibt? Zeitungen, Zeitschriften, soziale Netzwerke sind voller Warnungen und Empfehlungen. Wir müssen uns von der irrigen Ansicht verabschieden, dass die Menge der Berichterstattung und die Zahl der Likes im Netz ein Hinweis auf den Wahrheitsgehalt sind. Quantität ist kein Indiz für Qualität. Unter den Bedingungen der technisch permanent möglichen Interaktion und der für jeden verfügbaren Plattform, seine Meinung einem großen Potenzial von Menschen zur Verfügung zu stellen, nimmt dieses Missverhältnis von Quantität zu Qualität dramatisch zu.

Der amerikanische Philosoph Harry G. Frankfurt hat 2005 mit dem Buch „On Bullshit" einen Bestseller geschrieben. Er definiert den in der Umgangssprache als vulgär erscheinenden Begriff als wichtig erscheinendes Gerede, das sich allerdings durch inhaltliche Leere auszeichnet. Wenn die Kenntnis von Fakten fehlt, aber das Bedürfnis besteht, etwas Bedeutendes zu einem Thema sagen zu müssen, entsteht geradezu zwingend Bullshit. Vornehm ausgedrückt ist Bullshit eine Indifferenz gegenüber der Realität, also eine anmaßende Aussage ohne Bezug zur Wahrheit. Schlimmer noch: Es ist eine Aussage ohne Interesse an der Wahrheit.

Ein kurzer Exkurs ist lohnend und wichtig, um die Überlegungen des Philosophen Frankfurt etwas transparent zu machen. Interessant ist seine Differenzierung zwischen Lüge und Bullshit. In der fehlenden Verbindung zur Wahrheit, in einer Gleichgültigkeit gegenüber der Frage, wie die Dinge wirklich sind, liegt ein Wesen des Bullshits. Der Lügner, so Frankfurt, verbirgt vor uns, dass er versucht, uns von einer korrekten Wahrnehmung der Wirklichkeit abzubringen. Im Gegensatz dazu verbirgt der Bullshit produzierende Mensch, dass der Wahrheitswert seiner Behauptungen keine besondere Rolle für ihn spielt. Ein Lügner glaubt, die Wahrheit zu kennen, für einen Produzenten von Bullshit ist eine solche Überlegung nicht erforderlich. In diesem Desinteresse an Wahrheit liegt das große Risiko, dass nur noch gefragt wird, ob Behauptungen in den Kram passen oder nicht. Die normale Wahrnehmung der Realität wird darunter nachhaltig leiden.

Unsere Welt ist heute, um es wertfrei zu formulieren, extrem kommunikativ. Dieser Umstand zwingt Menschen, über Dinge zu reden, von denen sie nichts verstehen. Das regt zwangsläufig die Produktion von Bullshit an. Bullshit ist in zunehmendem Umfang ein Muster öffentlicher Kommunikation. Und unsere digital vernetzte Welt, aber das ist ein anderes Thema, bietet eine hervorragende Plattform, die es allen Menschen ermöglicht, an der Produktion von Meinungen und der Bildung von Trends teilzunehmen. Masse beeinflusst Debatten. Die fast schon physisch greifbare Nähe der Begriffe Bullshit und Shitstorm scheint kein Zufall zu sein.

Im Kontext dieses Buches wird sich auch zeigen, dass es eine interessante Korrelation zwischen Lüge und Bullshit gibt. Auf der Basis einer Zucker-Lüge, deren Initiatoren zielorientiert angebliche Wahrheiten geschaffen haben, sind Glaube und vermeintliche Überzeugungen entstanden, deren Wahrheitsgehalt leider nicht mehr in Frage gestellt wird. Alle, die im guten Glauben an diese konstruierten „Wahrheiten" Meinungen artikulieren, produzieren damit Bullshit. Und das in einer Dimension, die der Begriff Shitstorm durchaus treffend charakterisiert.

Der Terminus Bullshit trifft exakt auf die heute ideologisch und emotional geführte Ernährungsdiskussion zu. Diese Diskussion hat eine Indifferenz gegenüber Fakten und Wissen zum Prinzip erhoben. Die vorurteilsbelastete Debatte über einen Nährstoff ersetzt das Wissen über den Nährstoff. Diese Diskussion schafft ein Klima, in dem Fakten, wenn sie nicht dem emotional verankerten Zeitgeist entsprechen, noch nicht einmal erwünscht sind. Ohne Rücksicht auf Absurditäten werden kausale Zusammenhänge konstruiert, wo keine sind. Der Boom angeblich gesunder Ernährungsformen wird durch eine nicht mehr tatsachenbasierte Weltsicht getrieben. Dieser Bullshit produziert gefühlte Meinungen, die sich im Laufe der Zeit zu gefestigten Überzeugungen entwickeln.

Zucker macht süchtig, Zucker macht dick und Zucker gefährdet deshalb die gesunde Existenz der Menschen in schon fast apokalyptisch anmutenden Ausmaßen. Einen Bezug zur Wahrheit müssen diese Angriffe nicht haben, weil es den eigentlichen Initiatoren dieser Attacken nicht um den Zucker geht, sondern um wirtschaftliche Interessen oder um grundsätzliche Angriffe auf die Gesellschaft. Die besonders auch von NGOs getriebenen Kampagnen wollen keine bessere Gesellschaft, sondern eine andere Gesellschaft. Der Zucker ist für solche politischen Organisationen, die sich den Anschein der Verbraucherschützer geben, lediglich ein Hebel, um die moderne Ernährungswirtschaft anzugreifen. Es geht um das ideologische Gesamtziel. Genetisch optimierte Pflanzen werden abgelehnt, obwohl sie jährlich Millionen Menschen das Leben retten könnten. Für die Effizienz von Landwirtschaft wichtige Herbizide werden abgelehnt und als „Killer" diffamiert. Die Liste dieser Ablehnungs-Strategien lässt sich beliebig verlängern. Und zu dieser Liste gehört auch der Zucker. Er ist ein Nährstoff, der in der Ernährungswirtschaft mit großem Erfolg eingesetzt wird, weil er den Menschen gut schmeckt und zudem physiologisch und psychologisch positive Wirkungen besitzt. Wie verlogen die Debatte geführt wird, zeigt sich nicht zuletzt darin, dass Rezepturen zur Vermeidung von Zucker favorisiert werden, die das jeweilige Lebensmittel sogar noch kalorienhaltiger machen würden.

Wie sollen derartige Alternativen die Menschen schlanker machen? Die Frage ist müßig, weil es nicht um den Zucker geht. Er wird attackiert, weil er zum Erfolg der Wirtschaft beiträgt. Es entwickelt sich in bedenklicher Weise zu einem allgemeinen gesellschaftlichen Phänomen, dass der Erfolg der Wirtschaft diese verdächtig macht. Wie die Genetik oder die Herbizide in der Landwirtschaft ist der Zucker in der Lebensmittelwirtschaft der Hebel für die sich als Verbraucherschützer gerierenden Politorganisationen, die einen Paradigmenwechsel wollen. Sie sind gegen industrielle Landwirtschaft und gegen industrielle Nahrungsmittelproduktion. Sie wollen eigentlich eine andere Gesellschaft. Diese Motivation zeigt sich in dem Verständnis der Ernährungs-Gurus, als bessere Menschen gelten zu wollen und das Thema Ernährung zu einer weltanschaulichen Abgrenzung zu entwickeln. Ideologie schlägt den Willen zu Wahrheit und Ehrlichkeit. Und so kann es nicht verwundern, dass immer wieder neue Unverträglichkeiten, potenzielle Krankheitsbilder und Suchtpotenziale konstruiert werden, um die Verbraucher zu destabilisieren und auf ein weltanschaulich anderes Ufer zu ziehen.

Unter dem Aspekt Bullshit ist der Diskurs zwischen Medien, Politik und Öffentlichkeit in einem besorgniserregenden Zustand. Eier erhöhen den Cholesterinspiegel, verstopfen damit die Arterien und bringen letztlich den Tod. Salz erhöht den Blutdruck und das Lebensende kommt näher. Zucker macht dick und Diabetes. Fett macht uns krank, Weizen macht dumm und Fleisch erzeugt Krebs. Angeblich leiden wir zunehmend unter Gluten-Unverträglichkeit und Laktoseintoleranz. Kaum ein Tag vergeht ohne neue Schreckensmeldungen. Vegetarisch oder am besten vegan sollen wir uns ernähren. Nahrung erscheint uns lebensgefährlich, aber ohne Nahrung ist das Leben noch kürzer.

Wir leiden nicht unter falscher Ernährung. Wir leiden unter einer unsachlichen und die Hysterie und den Dogmatismus fördernden Medienberichterstattung, die von Ideologen, angeblichen Verbraucherschützern, Pharma-Lobbyisten und teilweise recht fragwürdigen Medizinern getrieben wird.

Die Medien kolportieren täglich den Zeitgeist. Sie schreiben gegen die Ernährungswirtschaft, obwohl diese für jeden Geschmack und Bedarf passende Produkte in allen qualitativen Varianten bietet. Sie wollen uns erziehen und propagieren ein Grünkern-Soufflé, obwohl uns eine Bayerische Creme viel besser schmeckt. Sie predigen Ernährungskonzepte, die asketisch, geschmacksneutral und am besten sogar bitter sein sollen. Genuss ist verdächtig.

Für derartige Meldungen und Predigten gibt es keine sachliche Grundlage. Eine beruhigende Information: Essen Sie, was Ihnen schmeckt und Genuss bereitet. Eine ehrliche Information: Kein Ernährungswissenschaftler kann Ihnen sagen, was ein gesundes Nahrungsmittel ist. Deshalb sagt auch kein ehrlicher Ernährungswissenschaftler, dass ein Nahrungsmittel ungesund ist. Wir wissen, und das zeigt auch die lange Erfahrung mit menschlicher Ernährung, dass eine vielseitige und ausgewogene Kost richtig ist. Wir wissen, dass die körperliche Aktivität, die ausreichend Kalorien verbraucht, zur richtigen Balance im Leben gehört. Diese Balance ist heute gestört. Kinder wie Erwachsene sitzen vor dem Bildschirm statt sich zu bewegen. Wer behauptet, die zuckerhaltige Limonade oder die Schokolade sei schuld, wenn ein Kind oder ein Erwachsener das Normgewicht, wer auch immer dieses festgelegt haben mag, überschreitet, der ignoriert die Wahrheit. Er ignoriert den Zusammenhang von Ernährung und mangelnder Bewegung. Er ignoriert die Zunahme von Haltungsschäden, die sicher nicht vom Zucker, sondern vom permanenten Sitzen vor dem Bildschirm und dem fehlendem Bewegungsausgleich kommen. Er ignoriert die wissenschaftlich fundierte Erkenntnis, dass für unseren Körperbau die Gene eine wesentliche Rolle spielen. Er ignoriert, dass heute über 81 Prozent der Kinder, zumindest in Deutschland, keine Karies haben, obwohl sie Zucker genießen.

Ideologen wollen das nicht hören, weil sie für ihre Überzeugungen keine Tatsachen brauchen. Wissen kann ungemein stören, wenn es die eigenen Vorstellungen in Frage stellt. Und die Medien machen die Ernährungshysterie mit, weil alle Schreckensmeldungen Good News sind und Diätkonzepte, die auf Verzicht aufbauen, so gut zum Zeitgeist passen.

Über den Zucker wird geschrieben, er mache wie eine Droge süchtig und krank, sei sogar ein Gift. Für derartige Anschuldigungen gibt es nicht eine evidenzbasierte Studie. Den besten Beweis dafür liefert die Weltgesundheitsorganisation (WHO) mit ihrer Empfehlung, die tägliche Zufuhr von Zucker auf fünf Prozent der aufgenommenen Kalorienmenge zu begrenzen. Basis für die Empfehlung der WHO im Jahr 2015 waren Beobachtungsstudien zum Zuckerverzehr in Japan während der Zeit des zweiten Weltkriegs. Es ist ein Skandal, wenn die WHO über 70 Jahre alte Daten, die zudem keine Erkenntnisse zu den komplexen Wirkungen liefern, bemühen muss, um eine aktuelle Empfehlung zum Zuckerverzehr zu formulieren. Seriöse Untersuchungen haben gezeigt, dass die WHO-Richtlinien seit Jahren mehrheitlich auf Studien basieren, deren Niveau unter wissenschaftlichen Aspekten als niedrig oder sehr niedrig zu werten sind. Für eine Promotion würde solcher Humbug nicht reichen, für weltweite Richtlinien ist er Grundlage. Deshalb fordern erste medizinische Fachzeitschriften eine Untersuchung, welche Motivationen hinter der Formulierung offensichtlich substanzloser Empfehlungen stehen. Darauf wird noch detailliert einzugehen sein.

Wir brauchen, um einen ersten Hinweis auf die Motivationen zu geben, keine neuen Märkte für „Adipositas-Epidemie“ oder „Zucker-Sucht“, die dann mit entsprechenden Präparaten beglückt werden. Wir brauchen eine Lebensstil-Diskussion, um die Menschen zu motivieren, ihrem Körper wieder vermehrt das zu geben, wofür er von der Natur gebaut worden ist: Bewegung.

Bleiben wir beim Ernährungsthema und hier speziell beim Zucker. Wenn ein Artikel beginnt mit den Worten „Bekanntlich ist Zucker …“ lohnt das Lesen nicht, weil der Autor erstens zwar schon etwas gelesen hat, aber zweitens nichts weiß. Wenn ein Politiker mit besorgter Miene den Zusammenhang von Zuckerverzehr und Diabetes bemüht, um damit die Notwendigkeit seines Handelns zu begründen, hat er, was eigentlich nicht verwerflich ist, die Komplexität des menschlichen Körpers nicht verstanden. Wenn Verbraucherschützer die WHO-Empfehlung zum Zuckerverzehr zitieren und als Messlatte für ihren Kampf gegen Menschen und Wirtschaft nutzen, produzieren sie Bullshit. Hätten sie sich für die Fakten interessiert, hätten sie geschwiegen. Da sie leider immer sehr laut sind und auch die Medien ihnen jeden Bullshit glauben, wird auch die Presse instrumentalisiert. Deshalb sei es noch einmal wiederholt: Die sorgfältige Analyse, wer mit welchen Interessen und welchen Strategien welche Ziele verfolgt, lohnt. Der kritische Leser wird sich deutlich wohler fühlen, wenn er weiß, wie und warum er instrumentalisiert und reguliert werden soll.

Fake statt Fakten

Seit 30 Jahren werden die Menschen mit der Botschaft traktiert, dass Zucker dick macht und das daraus resultierende Übergewicht die Ursache vieler Krankheiten und eines frühen Ablebens sein soll. Wissenschaftlich fundierte Beweise für diese Behauptung gibt es bis heute nicht. Im Gegenteil. Die Fokussierung auf Zucker im Kampf gegen Übergewicht und Adipositas scheint sich sogar kontraproduktiv auszuwirken. Diese Befürchtung äußern britische Wissenschaftler, die das Gewicht und die Ernährungsgewohnheiten von 132.479 Teilnehmern in einer Studie, veröffentlicht im International Journal of Epidemiology 7/2016, ausgewertet haben. Die Untersuchung unter Leitung von Prof. Jill Pell von der Universität Glasgow ergab, dass bei übergewichtigen Menschen im Vergleich zu Normalgewichtigen die Gesamtzahl der aufgenommenen Kalorien und davon vor allem der Anteil an Fett als Kalorienlieferant erhöht ist. Im Vergleich dazu waren bei den Normalgewichtigen die zuckerhaltigen Lebensmittel als Kalorienquelle im Schnitt sogar stärker vertreten. Wer hätte gedacht, dass die Schlanken mehr Zucker essen als die Dicken?

Die Studie bestätigt damit einen naheliegenden Zusammenhang: Für Übergewicht maßgeblich ist vor allem die Gesamtzahl der aufgenommenen Kalorien und nicht ein einzelner Nährstoff, wie die zahlreichen Anti-Zucker-Kampagnen suggerieren wollen. Unbestritten ist zudem, dass der physiologische Brennwert von einem Gramm Zucker vier Kalorien beträgt, der von Fett hingegen neun Kalorien. Die Verteufelung von Zucker hat offenbar den Trend begünstigt, dass Verbraucher sich von mit Zucker zubereiteten Lebensmitteln abwenden, diese aber durch den verstärkten Konsum anderer Lebensmittel ausgleichen. Wissenschaftler sprechen bei diesem Effekt von der so genannten „Zucker-Fett-Schaukel". Diese Entwicklung ist den Glasgower Forschern zufolge eher kontraproduktiv und versperrt den Blick auf das eigentliche Übergewichtsproblem: Es wird insgesamt zu viel gegessen und das bei einem gleichzeitig gravierenden Rückgang des Bewegungsniveaus. Die weit verbreitete Zucker-Hysterie ist also wenig hilfreich, sondern scheint im Gegenteil sogar das Übergewicht zu fördern, weil sie von den eigentlichen Problemen ablenkt.

Und sogar die Bedeutung eines leichten Übergewichts als Auslöser von Krankheiten wird zunehmend in Frage gestellt. Unabhängig von der sehr kontrovers diskutierten Schematik eines BMI, mit dem Menschen ohne Rücksicht auf ihren individuellen Körper in Dünne, Dicke und Fette eingeteilt werden, zeigen aktuelle Studien, dass die etwas gewichtigeren Personen die Normalgewichtigen an Lebenszeit sogar übertreffen.

Nichts ist allerdings schwerer zu bekämpfen als ein seit 30 Jahren gebetsmühlenartig wiederholtes und inzwischen verinnerlichtes Vorurteil. Es ist nicht Wissen, es ist nicht Meinung, sondern es ist zum Glauben geworden. Wenn eine Unwahrheit durch permanentes Wiederholen nicht zur Wahrheit werden kann, lohnt sich eine gründliche Beschäftigung mit den Interessen, die hinter der Unwahrheit stehen. Wer belügt uns und aus welchen Gründen? Wo sind die Ursachen der seit 30 Jahren verbreiteten Zucker-Lüge?

Ein Mann für neue Märkte

Die internationale Gewichtsdiskussion, von Grenzwerten über Empfehlungen bis hin zu politischen Initiativen, hat ein sie bestimmendes und die wichtigsten Fäden ziehendes mentales Schwergewicht. Es sind nicht die mehr oder minder profilsüchtigen Mediziner wie die Lustigs und Perlmutters dieser Welt, auf die noch einzugehen sein wird. Diese versuchen, sich mit ihren Trend-Theorien ein gutes Einkommen zu sichern. Das ist verantwortungslos genug, weil sie aus egoistischen Gründen falsche Meinungsbilder in der gläubigen Öffentlichkeit schaffen. Die eigentliche Macht hinter den Kampagnen gegen angeblich schädliche Kilos auf den Hüften, gegen den Zucker und für die politische Regulierung der Verbraucher ist Prof. Philip James, dessen Netzwerk inzwischen sogar die WHO zum Erfüllungsgehilfen der Strategie gemacht zu haben scheint.

Philip James ist ein zweifellos kompetenter Wissenschaftler. Mit einer für das englische Department of Health angefertigten Studie über die Literatur zum Übergewicht bei Frauen, die er 1976 publizierte, begann seine eigentliche Karriere. In diesem Report definierte er neue Parameter für die BMI-Grenzen: ab 25 Übergewicht, ab 30 Adipositas. Eine solche Definition schafft Märkte. Wenn dieser willkürlich geschaffene Wert, der auch manchen durchtrainierten Sportler zu einem Moppelchen macht und der deshalb seit Jahren in der Kritik steht, nur um zehn Prozent verändert wird, werden damit per Definition Millionen Menschen zu behandlungsbedürftigen Fällen. Die US-amerikanischen Lebensversicherer benutzten diese einfache Einstufung deshalb gern, um ihnen genehme Prämien für Lebensversicherungen zu berechnen.

Wissenschaftler sind dann besonders erfolgreich, wenn sie für ihre Arbeit eine attraktive Marktlücke entdecken. Das ist natürlich nicht verwerflich. Philip James hatte eine dicke Marktlücke erkannt. Er gründete 1986 die International Association for

Studies on Obesity (IASO), die ihm die richtige Aufmerksamkeit brachte. Interessant dabei ist, dass exakt im Jahr 1986 die sehr kritische amerikanische Food and Drug Administration (FDA) mit einem 216-seitigen Report und 922 Studien und Literaturangaben dem Zucker den GRAS-Status (generally recognized as safe) verlieh. Damit wurde dem Zucker als bis dahin einzigem Nährstoff gesundheitliche Unbedenklichkeit attestiert.

Philip James konnte dieses Statement der Wissenschaft nicht von seinen geschäftstüchtigen Plänen abbringen. Mit dem passenden Institut im Hintergrund schrieb er 1990 für die WHO einen Report zur Ernährungspolitik. Damit hatte er die internationale Plattform erklommen. Nun musste nur noch eine weitere passende Institution geschaffen werden, um sich zum Meinungsführer für den Markt mit dem Thema Obesity zu machen. Folgerichtig wurde in den Jahren 1995 und 96 die International Obesity Task Force (IOTF) aufgebaut. Damit war das perfekte Koordinatensystem geschaffen worden, um die gesamte Thematik zu dominieren. Die IASO fungierte im Verhältnis zur WHO als sogenannte NGO, also als nicht staatliche Organisation mit klar definierten Interessen. Die IOTF arbeitete als Dachorganisation von zunächst 43 nationalen Organisationen direkt und eng mit der WHO zusammen, um deren Diskussionen und Entscheidungen zu lenken.

Ein solches Netzwerk hat eine große Dynamik, sich selbst zu perfektionieren. Die Schüler von Philip James bekamen wichtige Positionen. Ein Gefolgsmann wie Tim Lobstein leitet die World Obesity Federation, die Nachfolgeorganisation der IASO und der IOTF, Francesco Branca, ein früherer Schüler von Philip James, wurde Nutrition Director der WHO. Millionenschwere staatliche Aufträge für Studien wurden an die Institutionen vergeben. Hier wurden dann auch alle Ideen, von den Nähwertprofilen über Regulierungsmaßnahmen und Strafsteuern bis hin zu der viel diskutierten Ampel zur Diskriminierung von Nahrungsmitteln kreiert.

Die kurze, sachliche Beschreibung dieses weltweit agierenden Adipositas-Konzerns charakterisiert die Machtfülle, die hier aufgebaut worden ist. Ein verwerfliches Handeln ist dabei zunächst nicht zu sehen. Philip James als Retter der Menschheit?

Am 6. März 2005 publizierte „The Mail on Sunday", dass Prof. Philip James, der Erfinder der Fett-Epidemie und der Anti-Übergewichts-Berater der englischen Regierung, enge Verbindungen zu den Herstellern von Abnehmpräparaten hatte und von diesen mit Millionen finanziert wurde.[1] Die Millionenbeträge waren so umfangreich, dass Philip James zum damaligen Zeitpunkt über deren exakte Höhe keine Angaben machen konnte. Er wird mit dem Statement zitiert, dass er für die IOTF, die überwiegend durch Pharmageld finanziert wurde, unentgeltlich gearbeitet hätte. Er und seine Frau würden von ihrer Arbeit und staatlichen Pensionen leben. Allerdings räumt er in seinem Statement ein, dass er seit seinem Abschied als Direktor des Rowett Research Institutes persönliche Zahlungen von Pharmafirmen für unabhängige Arbeiten erhalten hätte. Um seine Unschuld zu unterstreichen, erklärte James, dass er in seiner Arbeit für die englische Regierung und die WHO sowie weitere Einrichtungen der Vereinten Nationen nie die Diskussion initiiert hätte, Übergewicht durch Pharmazeutika zu behandeln. Eine solche Aussage belegt keine Unschuld, sondern macht vielmehr eine erschreckende Ignoranz transparent. Er musste schließlich keine Pillen verkaufen, sondern sollte nur den Markt dafür vorbereiten und ausbauen. Der Mann ist kreativ und hat, um in der Adipositas-Terminologie zu bleiben, ein ausgesprochen dickes Fell.

Nicht nur die Publikumspresse hat die skandalöse wirtschaftliche Verbindung des führenden Übergewichts-Gurus mit den Herstellern von Schlankheitsmitteln aufgegriffen. Das renommierte Londoner „British Medical Journal" (BMJ) veröffentlichte am 17. Juni 2006 unter der Headline „Obesity task force linked to WHO takes „millions from drug firms" interessante Hintergründe zur Gründung der Organisationen von Philip James.[2] Die in der Öffentlichkeit als unabhängige Institution und Beraterin der WHO auftretende IOTF wurde maßgeblich mit Geldern der Pharmaindustrie gegründet. Die beteiligten Pharmakonzerne wollten Mitte der 90er-Jahre eine Institution schaffen, die Übergewicht als ernsthaftes medizinisches Problem definiert und Vorsorge und Strategien zur Behandlung promotet. Konzernen wie Roche und Abbott, die für entsprechende Schlankheitspillen den Markt bereiten wollten, war die Arbeit der IOTF deshalb Millionen wert. Sie finanzierten rund 75 Prozent der Task Force, die den Menschen einzureden hatte, sie seien dick und damit gesundheitlich gefährdet. Weder Philip James noch seine Institutionen haben transparent gemacht, dass sie mit reichlichen Geldmitteln der Pharmakonzerne ausgestattet wurden, um Übergewicht zu einem zentralen Thema der öffentlichen Wahrnehmung zu machen. Der Pillenmarkt brauchte klar definierte Dicke.

An der hehren Absicht, wissenschaftlich unabhängig für die schlanke Linie der Menschen zu arbeiten, können da erhebliche Zweifel aufkommen. Es drängt sich vielmehr der begründete Verdacht auf, dass strategisch geschickt ein Milliardenmarkt entwickelt wurde, bei dem sogar die WHO mit ihren Empfehlungen instrumentalisiert wurde. Gegen die Finanzierung von Forschung durch die Wirtschaft ist grundsätzlich nichts einzuwenden. Wissenschaft und Wirtschaft sollten im Dialog stehen und auch kooperieren. Nachdenklich stimmt es, wenn eine Organisation, die weltweit Übergewicht bekämpfen will und die gezielt Stimmung gegen den Zucker macht, ihr Geld ohne Offenlegung aus Quellen erhält, die mit Schlankheitsmitteln ihr Geschäft machen.

Philip James, damals noch Direktor des Rowett Research Instituts in Aberdeen, machte aus seiner Begeisterung für die Pharmapillen im Dezember 2000 keinen Hehl. Die BBC News berichteten über Medikamente, um das Gewicht zu senken.[3] Leiter der Studie war Philip James, der damals bemängelte, die Bedeutung des Übergewichts finde in der Medizin noch zu wenig Beachtung. Dies zu ändern, hatte er ja nun einen klaren Auftrag. Und die passenden Pillen, die in der James-Studie untersucht wurden, gab es natürlich auch. BBC zitierte ihn mit den Worten „This is the opening of a new era in the management of obesity". Welche Dimensionen die neue Ära im Interesse der Pharmaindustrie unter der Ägide von James annehmen sollte, konnte damals noch niemand ahnen.

Es wurde offenbar der Bock zum Gärtner gemacht. Da es wenig Glaubwürdigkeit verströmt, wenn nur über Schlankheitspillen gesprochen wird, mussten die Claims überzeugender abgesteckt werden. Erst wird definiert, wer als übergewichtig zu gelten hat, dann wird die Ernährung der Menschen in Misskredit gebracht und schließlich werden die Nahrungsmittel als falsch und schädlich diskriminiert. So lässt sich Aufmerksamkeit schaffen. Daraus entwickeln sich dann Empfehlungen, welche Nährstoffkombination der Mensch zu essen hat, auch wenn es dafür keine evidenzbasierten wissenschaftlichen Fakten gibt. So propagiert man Regulierungen für die Lebensmittelwirtschaft, schlägt Strafsteuern für beispielsweise Zucker vor oder erfindet spektakulären, aber in der Öffentlichkeit wirkungsvollen Unsinn wie die Ampel auf allen Nahrungsmitteln, die bei sachlichen Wissenschaftlern nur noch Kopfschütteln auslöst. Und dank der Vernetzung und der Machtfülle von James und seinen Institutionen kann er sogar die WHO dazu verleiten, ohne fundiertes Wissen Empfehlungen auszusprechen und sich damit in den Dienst der ursprünglich von der Pharmaindustrie initiierten und finanzierten Kampagne zur Propagation des Übergewichts zu stellen.

Eigentlich muss es doch nachdenklich stimmen, dass alle wesentlichen Leiden der Wohlstandsgesellschaft am Gewicht hängen sollen. Als es noch keinen willkürlich festgelegten BMI gab, waren die Menschen auch nicht schlanker. Und da muss man nicht bis in die Zeit der bildlichen „BMI-Dokumentation“ von Peter Paul Rubens zurückgehen. Die heutigen Belastungen durch Stress und andere Umweltfaktoren werden in den Debatten als nebensächlich abgetan. Die Genetik, die zunehmend als prägend für viele Erkrankungen und auch das individuelle Gewicht erkannt wird, findet keine große Aufmerksamkeit. Es sind stattdessen immer die Ernährung, speziell der Zucker und das Gewicht. Die Pillendreher haben mit ihrer Strategie Erfolg auf der ganzen Linie.

Der Zucker ist für die Strategen des Adipositas-Konzerns ein wichtiger Hebel. Um in den Medien und damit in der Öffentlichkeit hohe Aufmerksamkeit für das Thema Übergewicht zu erzielen, wird ein beliebter Baustein der Ernährung benötigt, der in einer möglichst großen Zahl von Nahrungsmitteln enthalten ist. Jeder kennt ihn, das Stichwort Zucker ist leicht zu merken und es lässt sich, obwohl es dafür keine wissenschaftlichen Belege gibt, eine Kausalität bis hin zum Diabetes scheinbar einleuchtend herstellen. Zucker macht eben, wir haben es immer geahnt, erstens dick und zweitens am Ende auch noch Zucker.

Die Diskriminierung des Zuckers scheint ein Heilmittel für die Pharmamärkte zu sein. Wenn es weltweit funktioniert hat, den Zucker als verantwortlichen Schurken für das Übergewicht zu missbrauchen, ohne dass jemand nach den Belegen dafür fragt, müssen sich doch mit dieser tollen Saccharose auch andere Probleme lösen lassen. Dass Zucker irgendwie schädlich ist, glaubt ohnehin nach Jahren der Indoktrination jeder. Und weil er nach wie vor den Menschen schmeckt, haben sie zumindest schon einmal ein schlechtes Gewissen. Darauf kann man aufbauen.

Neue Krankheiten schaffen Behandlungsbedarf

Was hat Zucker mit Tabak und der Pharmaindustrie zu tun? Es geht um Märkte, mit denen sich viel Geld verdienen lässt. Ein wichtiger

Grundsatz in der Medizin lautet: Es gibt keine Gesunden, sondern nur schlecht diagnostizierte Kranke. Daraus lässt sich konsequent ableiten, dass neue Krankheitsbilder definiert werden müssen, um diese dann mit entsprechenden Mitteln zu behandeln.

Am Beginn dieser Betrachtung steht die im Frühjahr 2016 publizierte Mitteilung über ein Forschungsergebnis aus Australien.[4] An der Queensland University (QUT) ist man zu der wirklich erschütternden Erkenntnis gekommen, dass der gute Geschmack von Zucker glücklich macht und deshalb der konsequenten Behandlung bedarf. Die Medien berichten über das erschreckende Forschungsergebnis. Und wieder einmal hat sich die Erwartung erfüllt, dass ein Institut, das in der breiten Öffentlichkeit sonst niemand beachtet hätte, weltweit Schlagzeilen wie „Zuckersucht vergleichbar in der Wirkung wie Drogensucht" bekommt, wenn man nur eine gezielt gestaltete Beobachtungsstudie mit Hypothesen gegen den Zucker kombiniert. Denn neu ist die für die Studie grundlegende Erkenntnis nicht. Das mesencephallimbische System ist ganz wesentlich daran beteiligt, dass die Emotion „Freude" entsteht. Dazu gehört die Ausschüttung des Neurotransmitters Dopamin.

Erwartungsgemäß haben die Forscher also herausgefunden, dass für das weit verbreitete Verlangen nach Zucker unser Gehirn schuld ist. Wer hätte das gedacht? Unser Gehirn ist auch für das Verlangen nach Sonnenlicht, nach Streicheleinheiten, nach einem guten Glas Wein, nach einem leckeren Pastagericht und sogar für das Verlangen nach gelebter Sexualität verantwortlich. Die als positiv empfundenen Erlebnisse, die oft mit dem Genuss im Leben verbunden sind, bewirken vielfältige Effekte im zentralen Nervensystem. Sind das alles Suchtpotenziale, die aus uns Patienten machen, die der dringenden Intervention bedürfen? Es kann ja noch kommen. Und wir sind schon auf einem guten Weg, den Menschen ganz grundsätzlich ihre Genuss-Sucht auszutreiben und sie in ein Leben mit verordneter Askese zu regulieren.

Zurück zur australischen Zuckerstudie. Durch den Verzehr der wohlschmeckenden Nahrung kommt es zur Ausschüttung von Dopamin. Der Mensch fühlt sich zufrieden und möchte diesen Zustand bei Gelegenheit wieder erreichen. Es wird, so die Forscherin Prof. Selena Bartlett von der QUT, das Belohnungs- und Lustzentrum im Gehirn beeinflusst. Deshalb sei Zucker auch mit Drogen wie Kokain oder Morphium zu vergleichen. Den zwingenden Charakter dieser Logik muss man nicht verstehen. Eine trostreiche Perspektive haben die australischen Analytiker auch gleich parat. Sie wollen herausgefunden haben, dass sich das Verlangen nach Zucker mit den gleichen Medikamenten behandeln lässt, die für Nikotinsucht eingesetzt werden.

Nun wird es spannend. Eine medikamentöse Behandlung des natürlichen Verlangens nach Zucker wird in die Diskussion gebracht. Das löst bei der Pharmaindustrie ein Glücksgefühl aus. Mit der neuen Krankheit Zuckersucht kann man vielleicht einen Milliardenmarkt gestalten.

Hier ist im Kontext der Nikotinsucht eine parallele Betrachtung wichtig, um die Systematik zu verstehen. Pharmaindustrie und Tabakindustrie haben bislang in einer erfolgreichen Symbiose gelebt. Denjenigen, die das Rauchen aufgeben wollten, konnte die Pharmaindustrie eine breite Palette von Entwöhnungsmitteln anbieten. Dieser profitable Markt ist heute gefährdet. Um trotz rückläufiger Tabakabsätze im Geschäft zu bleiben, haben die Tabak-Unternehmen die sogenannten Verdampfer entwickelt. Das die Dopamin-Ausschüttung fördernde Nikotin kann damit ohne die negativen Effekte des Tabakrauchs aufgenommen werden. Das elektrische Dampfen gefährdet allerdings die Umsätze der mit der Tabakbekämpfung gutes Geld verdienenden Pharmakonzerne, die Entwöhnungsmittel und Nikotinpräparate anbieten. Kaugummi, Pflaster, Lutschbonbons und Pillen sind ein Milliardenmarkt. Aber wer braucht sie, wenn ohne schädlichen Rauch das gewünschte Nikotin per Dampf zugeführt werden kann? Das verlangt nach innovativer Marktgestaltung.

Für Selena Bartlett ist das kein Neuland. Sie hat auch schon an der Universität Kalifornien geforscht. In den Jahren 2007 und 2008 hat sie sich dort große Meriten bei der Profilierung des Präparats „Chantix" verdient.[5] Das von Pfizer entwickelte Präparat zur Rauchentwöhnung wurde durch ihre Studien gestützt. Pfizer hat dabei stets darauf hingewiesen, dass für die Studien lediglich die Medikamente zur Verfügung gestellt wurden und man nicht in anderer Weise in die Untersuchungen involviert war. Bei CBS News konnte Selena Bartlett am 10. Juli 2007 ihre Begeisterung kaum bremsen.[6] Es sei ein krasser Nervenkitzel, so Bartlett, dass dieses Präparat nicht nur fantastisch und sicher für Menschen sei, die mit dem Rauchen aufhören möchten, sondern auch ein Medikament mit großem Potenzial, um die Alkoholabhängigkeit zu bekämpfen. Wo Pfizer vielleicht zunächst nur an den Nikotinentzug dachte, hatte Selena Bartlett gleich einen neuen Markt im Auge, nämlich den Alkohol-Entzug. Das Geschäft mit der Wissenschaft braucht eben auch Kreativität.

Es ist keine Verschwörungstheorie, sondern eine nüchterne Feststellung, dass es einen internationalen Gleichklang in der Forschung gibt. Pharmaunternehmen denken nämlich global. So durfte Prof. Falk Kiefer, Suchtmediziner des Zentralinstituts für seelische Gesundheit in Mannheim, seine Erkenntnisse in der deutschen TV-Sendung „nano" auf 3sat präsentieren.[7] Man habe, um es kurz zu machen, das Belohnungssystem im Hirn untersucht und die Ausschüttung von Dopamin bei übergewichtigen Menschen festgestellt, denen man Bilder von leckeren Speisen gezeigt habe. Zuckerhaltige Nahrungsmittel hätten dabei stärker gewirkt als der Anblick einer Gurke. Diese positive Auswirkung auf das zentrale Nervensystem kann man nachvollziehen. Und sie gilt sicher für die meisten Menschen, sofern sie keine Gurken-Fetischisten sind. Diese Ergebnisse habe man dann mit alkoholabhängigen Ratten verglichen, die, nachdem man ihnen ihren Lieblingsfusel schlagartig entzog, ausgesprochen nervös reagiert hätten. Ebenso kam natürlich der Verweis auf die immer wieder zitierte Studie, die in Princeton gezeigt hatte, dass bei wochenlang auf Zuckerwasser trainierten Ratten ebenfalls nach Einstellung ihrer Lieblingsernährung Entzugserscheinungen eintraten. Diese Irritation der Tiere wäre sicher auch mit anderen wohlschmeckenden Speisen zu erzielen gewesen. Eine Ausnahme hätte bei den Tieren vielleicht die Gurke gemacht.

Damit der Zuschauer der Sendung auch wirklich versteht, wie feindlich die ihn umgebende Welt ist, wurden dann auch gleich noch Kekse, Marmeladen und Süßwaren in einem Supermarkt gefilmt und die journalistisch provokante Frage gestellt, wie die Süßwarenunternehmen einen solchen Erfolg schaffen können. Verpackung und Werbung, so der Kommentar, verführen den Verbraucher. Und die Industrie, so die Autoren des TV-Beitrags, verweise als Ursache des Übergewichts auf mangelnde Bewegung und manipuliere Kinder sogar mit Aufklärungskampagnen zur Zahngesundheit. Mit teuren Kampagnen, so die Vermutung, beeinflusse sie nicht zuletzt auch die Politik. Der Ideologe freut sich über solche platten Filmchen, der mit Behauptungen traktierte Verbraucher ist verunsichert und dem kritischen Betrachter wird einmal mehr klar, dass schlechter Journalismus auch das zentrale Nervensystem beeinflusst, allerdings negativ.

Mancher Leser wird es vermuten und es stimmt tatsächlich. Auch der Suchtmediziner Prof. Falk Kiefer hat eine gewisse Nähe zu Pfizer und dem in Deutschland unter dem Namen Champix vertriebenen Präparat. Die Liste seiner Publikationen zum Wundermittel, das künftig den noch aufzubauenden Markt der Zuckersucht in Geld umwandeln soll, ist lang. Dabei ist als ehrenvoll anzumerken, dass er in einer sogenannten Interessenkonflikterklärung darauf hinweist, Beratungshonorare verschiedener Pharmafirmen und Unterstützungen für Kongressbesuche, unter anderem von Pfizer, erhalten zu haben.[8]

Wer versucht eigentlich wen auf welche Weise und in welche Richtung zu beeinflussen? Die Zucker-Gegner, aus welchen Gründen sie es auch immer sind, basteln seit Jahren an der Theorie einer großen Verschwörung der weltweiten Zuckerproduzenten, der Süßwarenfirmen und der Lebensmittelwirtschaft insgesamt, um den Verbraucher, also ihren Kunden, dick und krank zu machen. Beteuerungen der Unschuld und Hinweise auf die tatsächlichen und durch Studien zu belegenden Ursachen der latenten Gewichtszunahme werden als Beweise der Verschwörungstheorie genommen. Es sind Unternehmen und Unternehmen sind einem grundsätzlichen Verdacht ausgesetzt. Profilneurotische Ärzte, die mit Büchern über die das Gehirn verklumpende Wirkung von Weizen Aufmerksamkeit und Geld erlangen wollen, werden angeblich von den Verschwörern unterdrückt, weil sie in der seriösen Medizin nicht besonders ernst genommen werden. Belastbare Studien, die evidenzbasiert den Zusammenhang von Zucker und der Herausbildung von Übergewicht sowie Krankheiten belegen, gibt es nicht. Auch ein Indiz für die Zucker-Verschwörung? Behauptungen können so einfach sein, wenn die Realität ausgeblendet wird.

Da ergreift man doch gern den Strohhalm in Form von Studien, die im Kern aussagen, dass wohlschmeckende Speisen Freude machen und eine gewisse Lust auf Wiederholung des Genusses in sich bergen. Und wenn man dann hört, dass im mesencephallimbischen System dazu die Ausschüttung des Neurotransmitters Dopamin gehört, hat das auch noch gleich einen wissenschaftlichen Charakter. Was an diesen Erkenntnissen neu sein soll, fragt niemand. Keiner recherchiert, welche Interessen hier zu Forschungsergebnissen aufgeblasen werden. Kritischen Anmerkungen, dass schon die Großeltern wussten, dass wohlschmeckende Speisen Freude bereiten, gibt es nicht. Die forsche Behauptung, dass Zucker süchtig macht, entspricht dem Zeitgeist und wird verbreitet. Sogar die renommierte deutsche Wirtschaftszeitung *Handelsblatt* titelte am 20.5.2016: „Warum Tabak und Zucker Regeln brauchen". Keiner in der Redaktion hat sich kritische Gedanken gemacht, was der Tabak mit dem Zucker zu tun hat und welche Interessen hinter solchen angeblichen Forschungen stehen. Warum auch? Wir wissen doch alle, dass Zucker ein Gift ist. Wir wissen nur leider nicht, warum das angeblich so sein soll. Aber es ist der Zeitgeist. Wer fragt da schon nach dem Sinn?

Sowohl die sich als Verbraucherschützer gerierenden NGOs als auch die Medien, die ein solches Thema willig aufgreifen, machen sich zu Handlangern von Konzernen, die an neuen Märkten basteln. Sie lassen sich instrumentalisieren. Und der Verbraucher wird einmal mehr verunsichert. Wenn ihm die Schokolade, der Kuchen oder das Müsli schmecken und er anderntags den Genuss wiederholen möchte, wähnt er sich schon auf dem Weg in die Drogenabhängigkeit. Aber die Interventionstruppen stehen ja schon mit den passenden Medikamenten bereit.

Selena Bartlett an der Queensland University in Australien geht recht forsch an die Thematik. Sie braucht die angebliche Sucht, weil es dafür schon die passenden Pillen gibt, die zu einer Blockade des Belohnungs- und Lustzentrums im Gehirn führen und es damit für das im Körper ausgeschüttete Dopamin unempfindlich machen. Bei derartigen Mitteln, auch dies sei hier noch erwähnt, zählt zu den Nebenwirkungen die Gefahr, an Depressionen zu erkranken, suizidale Neigungen zu entwickeln sowie gewalttätiges Verhalten zu zeigen. Seit 2009 müssen auf allen Packungen der segensreichen Entwöhnungpillen gegen Nikotinsucht deshalb klare Warnhinweise abgedruckt werden. Der Wunsch, von der Brücke zu springen, wird bei einem blockierten Belohnungs- und Lustzentrum im Gehirn verständlich. Das menschliche Wohlfühlen und die Glücksgefühle werden ausgeschaltet. Da hätte man doch besser eine Tafel Schokolade gegessen. Das Leben wäre lebenswerter und auch länger.

Who is WHO

Bis einschließlich der 70er-Jahre konzentrierte sich die Arbeit der WHO auf Probleme in der Dritten Welt. Übergewicht war keine Thematik für diese Organisation. Das ist sowohl verständlich als auch eigentlich selbstverständlich. Hunger ist das weltweit größte Gesundheitsrisiko. Rund zehn Prozent der Menschen auf der Welt, und von diesen leben rund 98 Prozent in Entwicklungsländern, haben nicht genug zu essen. Immer noch sterben rund drei Millionen Kleinkinder jährlich an Unterernährung. Jedes Jahr werden bis zu 20 Millionen untergewichtige Kinder geboren, weil ihre Mütter mangelernährt sind. Eine weltweite Organisation für die Gesundheit hat angesichts dieses größten Gesundheitsrisikos reichliche Aufgaben. Die WHO hat allerdings inzwischen das Hungerödem der Speckfalte nachgeordnet.

Erstmals wurde das Übergewicht von der WHO im Jahr 1988 durch das Regionalbüro für Europa thematisiert. Ein erster Bericht über Ernährung und die vermutliche Entstehung von Krankheiten initiierte eine Expertenkonsultation über den möglichen Zusammenhang von Ernährung und chronischen Krankheiten. Zum Vorsitzenden der Expertenanhörung wurde Prof. Philip James ernannt. Im März 1989 traf sich die WHO Study Group in Genf, deren Vorstellungen 1990 in dem WHO-Report 797 publiziert wurden. In diesem Report wurde erstmals die Empfehlung abgegeben, den Zuckerverzehr auf maximal zehn Prozent der zugeführten Kalorien zu begrenzen. Damit hatte sich Philip James gegen viele Widerstände durchgesetzt. In Genf waren zahlreiche Experten der Meinung, dass die Beschäftigung mit der weltweiten

Unterernährung erheblich wichtiger sei als die Konzentration auf das Thema Übergewicht. Dieser naheliegende Widerstand konnte Philip James bei seinen strategischen Überlegungen nicht schrecken. Um der angeblichen Dramatik des weltweiten Übergewichts zum Durchbruch zu verhelfen, hatte er die International Obesity Task Force (IOTF) gegründet, die mit ihren inzwischen elf Unterausschüssen daran arbeitete, Daten zu sammeln, um sogar in den Entwicklungsländern Übergewicht als aufkeimendes Risiko zu identifizieren. Hungrige Kinder sollen schließlich nicht dem Risiko von Speckrollen ausgesetzt werden.

Interessant ist in diesem Zusammenhang, dass ein wesentlicher Aspekt, um Zucker zu diskriminieren, die Entstehung von Karies war. Hier glaubte man, überzeugende Daten vorlegen zu können. Unter diesem Irrglauben leidet die WHO in ihren Empfehlungen bis heute. Darauf wird an späterer Stelle noch einzugehen sein. Die Eminenzen der Organisation warnen immer noch vor einer Krankheit, die an ihrem Existenzminimum steht und für deren Ursache andere Faktoren als Zucker verantwortlich sind.

Die WHO, perfekt instrumentalisiert durch Philip James, blieb trotz aller Unwissenheit dem Thema Übergewicht verpflichtet. Nachdem 1998 ein von der IOTF des Übergewichts-Gurus Philip James verteilter Report an die 192 Mitgliedsstaaten der UN weitgehend ignoriert wurde, brauchte es eine massivere Initiative. Im Jahr 2002 wurde der WHO-Report 916 publiziert, der Restriktion beim Zuckerverzehr forderte. Mehr als 100 Länder lehnten ihn ab, weil die geforderte Zucker-Einschränkung keine wissenschaftliche Grundlage hatte.

Trotz aller Widerstände wurde dann im Mai 2004 bei der World Health Assembly als globale Strategie genehmigt, den Zucker-Verzehr zu kappen.

Im November 2006 trafen sich 350 europäische Mitgliedsstaaten der WHO in Istanbul, um die Europäische Charta zur Bekämpfung der Adipositas zu verabschieden. Auch dieser Plan war wie üblich durch die IOTF entwickelt worden. Um das Risiko einer Kritik an dem wissenschaftlichen Fundament der Vorschläge und den Verhaltensregeln zu minimieren, hatte man die Organisation der NGO Consumers International überlassen, die darauf achtete, dass zahlreiche weitere NGOs mit entsprechender Sympathie für die IOTF vertreten waren. Am 16. November 2006 wurde die Europäische Charta zur Bekämpfung der Adipositas publiziert.[9] Manches in diesem Papier liest sich gut. Es wird auf den dramatischen Rückgang der körperlichen Aktivität in der Lebensweise hingewiesen. In den meisten Ländern der europäischen Region, so die Charta, sind zwei Drittel der erwachsenen Bevölkerung körperlich nicht aktiv genug, um ihre Gesundheit zu fördern. Es wird unterstellt, dass örtliche Behörden ein großes Potenzial besitzen, Umfelder und Gelegenheiten für körperliche Aktivitäten zu schaffen. Bei der Verantwortung für den Aufbau einer gesundheitsförderlichen Umwelt werden auch Sportvereine und Freizeitanbieter als mögliche Initiatoren genannt. So weit, so gut. Bei den Modellen für mögliche Lösungen bietet die Charta allerdings wenig Kreativität. Zu den Anregungen zählen die Einrichtung von bevorrechtigten Radwegen, die Ermunterung von Kindern, zu Fuß zur Schule zu gehen, bessere Straßenbeleuchtung, die Förderung des Treppensteigens und eine Verringerung des Fernsehkonsums. Mit einem solchen Ideen-Katalog sind europäische Bewegungsmuffel kaum zu aktiven Fitness-Fans zu machen.

Die Intentionen der Charta liegen allerdings auch in einem anderen Bereich. Grundsätzlich wird in dem Papier von der Adipositas-Epidemie gesprochen. So lässt sich schon durch die Nomenklatur der Eindruck erwecken, ein paar Pfund oberhalb der BMIMesslatte wären eine geradezu seuchenartige Erkrankung mit verheerenden Folgen. Zur Bekämpfung dieser bedrohlichen Epidemie fordert die Charta Entschlossenheit und Führungswillen auf höchster politischer Ebene. Dabei geht es dann nicht um bessere Straßenbeleuchtung und die Förderung des Treppensteigens. Es geht darum, bei der Ernährung massiv durchzugreifen. Der Verzehr von gesättigten Fettsäuren, Fett insgesamt sowie Salz und Zucker hat nach dem Papier der WHO-Konferenz in der Bevölkerung eine Störung ausgelöst. So werden dann Rechtsvorschriften gefordert, die das Ausmaß und die Auswirkungen der Werbung für energiereiche Lebensmittel verringern. Es werden Beschränkungen für Kinderwerbung gefordert. Die Anteile von Fett, freiem Zucker und Salz in verarbeiteten Lebensmitteln sollen verringert werden. Politische Maßnahmen sollen durch nachgewiesene Auswirkung auf den Verzehr gesünderer Lebensmittel ihre Relevanz belegen. Gesetzliche und sonstige Regulierungsmaßnahmen einschließlich fiskalischer Maßnahmen sollen in ein Überwachungssystem integriert werden, das die Fortschritte kontrolliert.

Die IOTF von Philip James hatte mit diesem Papier einen fetten Erfolg in der Adipositas-Diskussion erzielt. Die Erfolge bei der Verbesserung der Straßenbeleuchtung wurden so wenig ermittelt wie die neue Leidenschaft, Treppenhäuser zu erklimmen. Dagegen nahm die Bevormundung bei der Ernährung konkretere Formen an. Nährwertprofile wurden eingeführt, diskriminierende Kennzeichnungen propagiert, Werbebeschränkungen formuliert und eine Zuckersteuer diskutiert. Auch die völlig unsinnige Ampelkennzeichnung, von der Philip James behauptet, er habe sie bereits 1986 erstmals entwickelt, kam auf die Agenda der politischen Diskussion. Und das Netzwerk von James funktioniert. Ehemalige Schüler und Gefolgsleute sind in der WHO und anderen wichtigen Organisationen inzwischen positioniert. Ein eindrucksvolles Beispiel ist Francesco Branca als Leiter der WHO-Abteilung für Ernährung.

Wissen ohne Kenntnis

Empfehlungen für die weltweite Ernährung sind oft nicht evidenzbasiert, sondern eminenzbasiert. Mit Wissenschaft hat das wenig zu tun. Ein gutes Beispiel ist die im November 2013 von der American Heart Association (AHA) und American Colleges of Cardiology (ACC) zurückgenommene Richtlinie zum Cholesterin. Nach rund 60 Jahren Konsens musste man zugeben, dass es für die permanente Warnung vor Cholesterin nie eine solide wissenschaftliche Grundlage gegeben hat. Eier brachten über sechs Jahrzehnte den sicheren Tod, heute sind sie wieder ein gesundes Nahrungsmittel. Man irrte bei der Bedeutung des Nahrungscholesterins, wusste nichts über die genetische Disposition bei der Bildung des Cholesterinspiegels im Blut, bewertete HDL- und LDL-Cholesterin unzutreffend und definierte durch die wiederholte Absenkung von Cholesterin-Grenzwerten Millionen Menschen als behandlungsbedürftige Kranke. Während der zurückliegenden Jahrzehnte konnte nach diesem perfekten System der medizinischen Marktgestaltung mit Lipidsenkern, speziell mit Statinen, ein Milliardengeschäft gemacht werden.

Der Verdacht eminenzbasierter Empfehlungen drängt sich auch bei der WHO auf. Am 4. März 2015 hat die WHO ihre aktualisierte Richtlinie zum Zuckerverzehr publiziert. Dabei wurde die seit 1989 gegebene Empfehlung, die Zufuhr freier Zucker auf unter zehn Prozent der Gesamtenergiezufuhr zu beschränken, bestätigt. Als Empfehlung mit eingeschränkter Aussagekraft wurde in die neue Fassung integriert, die Zufuhr freier Zucker auf unter fünf Prozent der Gesamtenergiezufuhr zu reduzieren. Als Grundlage wurden für diese Empfehlung drei dürftige Beobachtungsstudien, die auf eine reduzierte Karieshäufigkeit hinweisen, genannt. Dies ist schlicht ein Skandal. Basis für die Empfehlung der WHO im Jahr 2015 waren Beobachtungsstudien, die verglichen haben, welche Auswirkungen in Japan die dramatische Verknappung von Zucker im Jahr 1946 im Vergleich zur Zeit vor dem zweiten Weltkrieg hatte. Es keimt schon Mitleid auf, wenn die WHO über 70 Jahre alte Daten bemühen muss, um eine aktuelle Empfehlung zum Zuckerverzehr zu formulieren. Diese eher historische Betrachtung der WHO, und hier ist nicht Mitleid, sondern Empörung angebracht, versperrt den Blick auf die Realität. Trotz des immer wieder kritisierten Verzehrs süßer Getränke haben die Menschen zunehmend gesündere Zähne. In Deutschland hat die im August 2016 publizierte Mundgesundheitsstudie der Bundeszahnärztekammer und der Kassenzahnärztlichen Bundesvereinigung ergeben, dass 81,3 Prozent der zwölfjährigen Kinder, die angeblich mit allen Mitteln vor der Limonade zu schützen sind, vollkommen kariesfrei sind. Wen sollen da 70 Jahre alte Daten aus Japan überzeugen? Nicht ohne Grund aber mit viel Diplomatie erklärt die Deutsche Gesellschaft für Ernährung (DGE) ihre ablehnende Position zur WHO-Richtlinie damit, dass es schwierig ist, klare Dosis-Wirkungs-Beziehungen und Grenzwerte für Zucker abzuleiten und dass die Empfehlung auf einer schwachen Evidenz basiert. Leider überzeugen solche WHO-Erleuchtungen viele Ideologen und deren gläubige Anhänger, weil niemand so genau auf die Tatsachen sieht. Unsinnige Empfehlungen müssen nur dem Zeitgeist entsprechen.

Die Eminenzen der WHO und der Zeitgeist haben auch über die warnenden Stimmen gesiegt, die bei den Beratungen Ende Januar 2015 vor einer durch keine Fakten zu belegenden Empfehlung gewarnt hatten. Die italienische Delegation gab kritisch zu bedenken, dass Leitlinien auf einer sicheren und qualitativ hochstehenden wissenschaftlichen Evidenz aufbauen müssten. Vor dem Hintergrund, dass die zu diskutierende Richtlinie auf Kariesstudien mit der japanischen Bevölkerung während des zweiten Weltkriegs basiert, warnte die amerikanische Delegation davor, dass die WHO mit einer derart fragwürdigen Faktenlage ihre ganze Reputation gefährden würde.[10]

Philip James muss die Kritik ernsthafter Wissenschaftler geahnt haben. Um den alten japanischen Zahn-Daten den aktuellen Biss zu geben, publizierte er mit seinem emeritierten Kollegen Aubrey Sheiham im September und Oktober 2014 noch schnell zwei zusammenfassende Berichte auf der Basis der japanischen Zahlen.[11] So wurde James dann auch noch gleich zum Karies-Fachmann. Das Ziel der Initiative stand schon im Titel: Anregungen zur Limitierung des Zucker-Konsums (implications for limits of sugars consumption).

Trotz der geradezu lächerlichen Faktenlage wurde die aktualisierte Richtlinie beschlossen. Margaret Chan, Generaldirektorin der WHO erläuterte aus ihrer Sicht den Unterschied zwischen einer Empfehlung (Strong Recommendation) und einer Empfehlung mit eingeschränkter Aussagekraft (Conditional Recommendation). Eine Empfehlung mit eingeschränkter Aussagekraft erfordere nicht wissenschaftlich sichere Erkenntnisse, könne aber Anregung sein, um zu forschen und zu einem späteren Zeitpunkt die Empfehlung vielleicht dann doch noch zu bestätigen. So lässt sich natürlich auch argumentieren, wenn man ein klares Ziel vor Augen hat. Wissenschaftlich hat die Empfehlung zwar kein Niveau, aber die Menschheit werden wir damit schon aufmischen.

Bei Richtlinien der WHO ist die Ignoranz gegenüber wissenschaftlichen Erkenntnissen bzw. dem Fehlen solcher Erkenntnisse nicht nur in diesem Fall skandalös, sondern eine seit Jahren gepflegte Vorgehensweise. Die fantasievolle Vorstellung der Allwissenheit der WHO führt zu eminenzbasierten und nicht zu evidenzbasierten Vorschriften für die Menschheit. Diese kritische Bewertung der WHO lässt sich durch wissenschaftliche Analysen zweifelsfrei belegen. Die wissenschaftliche Qualität von Studien kann sachlich fundiert durch eine Klassifizierung benotet werden. Mit dem GRADE-System (Grading of Recommendations Assessment, Development and Evaluation) wird die wissenschaftliche

Qualität untersucht. Das „Journal of Clinical Epidemiology“ hat sowohl 2013 als auch 2015 umfangreiche Studien zu den von der WHO herausgegebenen Richtlinien und deren Hintergründen publiziert.[12] Die Ergebnisse sind vernichtend. Nur ein Beispiel aus der Untersuchung des Jahres 2013: Von 289 Empfehlungen (Strong Recommendations) wurden 55,5 Prozent ausgesprochen, obwohl das Studienniveau unter wissenschaftlichen Aspekten als niedrig oder sehr niedrig zu werten war. Und dabei handelte es sich um so genannte „Strong Recommendations“, also nicht um Empfehlungen mit eingeschränkter Aussagekraft, bei denen sogar der WHO selbst die Studienqualität unheimlich erschien. Diese seriösen Untersuchungen nach dem sogenannten GRADE-System haben gezeigt, dass die WHO-Richtlinien seit Jahren mehrheitlich auf Studien basieren, deren Niveau sie eher für den Papierkorb qualifiziert. Für eine Promotion würde solcher Humbug nicht reichen, für weltweite Richtlinien ist er die Grundlage.

Deshalb fordern erste medizinische Fachzeitschriften eine Untersuchung, welche Motivationen hinter der leichtfertigen Formulierung offensichtlich substanzloser Empfehlungen stehen. Das „National Center for Biotechnology Information“ (NCBI) publiziert 2015 die Schlussfolgerung, dass die Integrität der WHO wegen der nachweislich unwissenschaftlichen Arbeit gefährdet ist.[13] Gefordert werden Weiterbildungen für die handelnden Personen der WHO, um wissenschaftliche Studien besser einschätzen zu können, und auch eine Untersuchung, welche Motivationen hinter der Formulierung offensichtlich substanzloser Empfehlungen stehen. Vielleicht wäre es aufschlussreich, bei einer solchen Untersuchung beispielsweise Philip James zu fragen, welche Motivation hinter seinem Adipositas-Krieg steht und wie er in diesem Zusammenhang die strategische Bedeutung der WHO als Erfüllungsgehilfe bewertet.

Die WHO hat den restriktiven Grenzwert für Zucker genannt, obwohl sie selbst feststellt, dass der Austausch von Zucker in einem

Lebensmittel durch andere Kohlenhydrate wie Maisstärke nichts bringt. Für den Verbraucher bedeutet der 5-Prozent-Grenzwert aber, dass er nach dem Glas Fruchtsaft am Morgen den ganzen Tag auf Verzicht programmiert ist. Keinen Zucker im Kaffee, keinen Joghurt, kein Ketchup auf der Wurst, keine Schokolade, eigentlich nur Wasser mit einer Portion Askese, um sicher zu gehen. Völlig im Dunkeln bleibt bei der WHO-Empfehlung, warum der Zucker im Obst harmlos sein soll, der Zucker im Obstsaft dagegen risikoreich. Keiner kann diesen Widerspruch erklären.

Den Sinn der Empfehlung vermag auch die Deutsche Gesellschaft für Ernährung (DGE) nicht zu erkennen.[14] Sie rät zwar zu einem moderaten Zuckerverbrauch, weist jedoch zugleich darauf hin, dass es zwischen Zuckerkonsum und Übergewicht keinen kausalen Zusammenhang gibt. Ähnlich kritisch positioniert sich die Europäische Behörde für Lebensmittelsicherheit (EFSA). Die wissenschaftliche Literatur, so stellt sie fest, liefert keine Erkenntnisse für einen Zuckergrenzwert.

Die Zuckerempfehlung der WHO ist das, was man umgangssprachlich als „grenzwertig" bezeichnet. Der leicht verdauliche Energielieferant Zucker wird damit auf den Index gesetzt. Energiearme und schnell erschöpfte Kinder, weniger konzentrierte, schlecht gelaunte Erwachsene, denen zudem der Magen knurrt, wären die Folgen. Die WHO jagt damit Menschen ohne begründende Fakten und wohl auch wider besseres Wissen Angst ein. Eine mögliche Erklärung für diesen Angriff der Anti-Zucker-Behörde liefert Udo Pollmer, wissenschaftlicher Leiter des Europäischen Instituts für Lebensmittel- und Ernährungswissenschaften (EU.L.E.): „Wer weniger als sechs Teelöffel Zucker pro Tag empfiehlt, der sollte seinen Blutzuckerspiegel untersuchen lassen – vielleicht ist das Oberstübchen mit diesem seinem wichtigsten Treibstoff bereits unterversorgt und halluziniert."

Gesetzlicher Einheitsbrei

Eine auf den WHO-Forderungen basierende Regulation der Ernährung durch die Politik wird von den Nahrungsmittelherstellern natürlich abgelehnt. Die Lebensmittelwirtschaft bietet den Verbrauchern eine kaum zu überblickende Vielfalt von Nahrungsmitteln, mit denen jeder seine Vorlieben oder auch Ernährungstheorien ausleben kann. Der Staat darf strenge Kontrollen der Produzenten und ihrer Produkte fordern und umsetzen. Aus der Vielfalt der Rezepturen, so die Nahrungsmittelanbieter, soll er sich allerdings heraushalten. Im Markt soll sich der Verbraucher nach seinen Präferenzen entscheiden statt vor einem Regal mit staatlich reglementierter Ernährung zu stehen.

Der Verbraucher stimmt im Handel über den Erfolg der im Markt angebotenen Nahrungsmittel ab. Einkaufen ist im Grunde ein demokratischer Akt, bei dem es um individuelle Vorlieben, Geschmack, Qualität und den Preis geht. Aus Sicht von Ernährungs-Dogmatikern und auch manchen Politikern ist der Verbraucher dazu eigentlich nicht in der Lage. Seine Regierung kann er offenbar mit mehr Kompetenz wählen als das richtige Müsli.

Ein bedeutender Nahrungsmittelproduzent hat allerdings das marktgestaltende Beispiel der Pharmaindustrie verstanden und möchte es länderüberschreitend anwenden. Aus der Schweiz soll die Initiative zur Rettung der Menschheit kommen. Wie das gehen soll, präsentiert Nestlé in einem „sponsored content" unter der Überschrift „Wanted: EU policy for better Innovation in Nutrition" in dem Parlamentarier-Magazin *Politico* am 18. Februar 2016. Luis Cantarell, bei Nestlé verantwortlich für Europa, den Mittleren Osten und Nord-Afrika, fordert eine EU-Politik der Regulierung und Bevormundung im Interesse seines Konzerns. Die Rezepturen von Nestlé, so will er suggerieren, sind in der Lebensmittelwirtschaft das alleinige Beispiel für gesunde Ernährung. Die angeblich gesunde Nestlé-Strategie begründet er mit der deutlichen

Reduzierung von gesättigten Fetten, Zucker und Salz in den Produkten des Unternehmens. Diese Nestlé-Rezepte sollen zur Messlatte der Ernährung werden. Die Politik solle, so Cantarell, mit Leitlinien und Verordnungen dafür sorgen, dass auch die Wettbewerber zu einem den Nestlé-Vorstellungen konformen Verhalten gezwungen werden. Außerdem sollen von den Lehrern über die Ernährungsberater bis zu den NGOs alle helfen, die Wünsche und das Verhalten der Verbraucher so zu modifizieren, dass den Menschen schmeckt, was Nestlé als vermeintlich gesund auf den Tisch bringt. So dreist und offensichtlich wird selten versucht, die Politik zu instrumentalisieren.

Lex Nestlé für die Ernährungspolitik

Nun wollen Luis Cantarell und sein Unternehmen wissen, was gesund ist. Die Antwort fällt ihnen leicht: Das, was Nestlé mit seinen Rezepturen vorgibt. Die Wissenschaft kann dazu keine validen Grundlagen liefern. Aber es gibt Nahrungsbausteine, die als attraktive Argumente erscheinen und die man zur Profilierung nutzt. Fett, Zucker und Salz, auch wenn sie zum guten Geschmack beitragen und traditionell wertvolle Bestandteile der Nahrungsmittel sind, eignen sich als Feindbilder. Das sollte weder als Klugheit noch als Verantwortung im Interesse des Verbrauchers fehlinterpretiert werden. Nestlé ist nicht klüger als die Wissenschaft. Das Unternehmen setzt vielmehr auf Trends, für die es keine Beweise gibt, die allerdings strategisch als aussichtsreich gewertet werden. Den Verbrauchern und auch der Politik soll vorgegaukelt werden, dass Nestlé durch neue Rezepturen weltweit die Gesundheit retten möchte. Diese Konzernstrategie will man durch Reglementierung der Wettbewerber absichern.

Seine Forderung an die Politik begründet der Nestlé-Manager in dem Beitrag für Politico tatsächlich damit, dass den Verbrauchern die modifizierten Nestlé-Produkte nicht mehr schmecken könnten und sie deshalb auf Alternativen ausweichen. (Zitat: „But we face the limits of what we can do alone. Consumers don't accept strong changes in the taste of a product and will look for alternatives, or add the sugar or salt themselves." Also: „Wir sehen die Grenzen dessen, was wir allein tun können. Konsumenten akzeptieren keine starken Veränderungen eines Produkts und suchen dann nach Alternativen oder fügen selbst Zucker oder Salz zu.") Die Argumentation ist von entwaffnender Offenheit. Den unerwünschten Wettbewerb im reichhaltigen Nahrungsmittel-Angebot soll die Politik durch Reglementierung unterbinden, um den Schweizer Ernährungsstrategen den Markt gefügig zu machen. Wenn das Müsli schon bei Nestlé nicht mehr schmeckt, soll es auch bei den Wettbewerbern nicht schmecken.

Unerträglich ist diese Absicht, durch Konsumentenerziehung und Bevormundung der Verbraucher eine Ernährungsweise durchsetzen zu wollen, für die es keine wissenschaftliche Begründung gibt, sondern lediglich trendorientierte Konzernüberlegungen und Mixturen aus der Nestlé-Versuchsküche. Ebenso unerträglich ist der Versuch des Konzerns, die gesamten Wettbewerber als Produzenten angeblich weniger gesunder Produkte zu diskriminieren, die der politischen Regulierung und damit der Beschneidung ihrer unternehmerischen Freiheiten bedürfen.

Von der EU, so Cantarell in seinen erkenntnisreichen Überlegungen, soll damit die Initiative für eine globale Ernährungsrevolution ausgehen. Die Instrumentalisierung der Politik als marktbereinigende Vertriebsorganisation von Nestlé ist dabei eine Forderung, die an Anmaßung kaum zu überbieten ist. Und spätestens mit seiner Fantasie der weltweiten Gesundheitskost dokumentiert Cantarell, dass er im Hinblick auf den Stand der ernährungswissenschaftlichen Forschung zu den Ahnungslosen gehört. Eine Erkenntnis hat die Ernährungswissenschaft nämlich inzwischen mehrfach bestätigt. Menschen reagieren auf Ernährung ausgesprochen individuell und je nach Kulturkreis, Land und Lebensstil gibt es völlig unterschiedliche Wege und Traditionen, gesundheitsbewusst zu leben. Bei dieser weltweiten Individualität und der Vielfalt der Lebensmittelwirtschaft kann offenbar wirklich nur ein Lex Nestlé helfen, also Regelungen und Steuern für einen politisch sanktionierten Einheitsbrei.

Da muss doch was dran sein

Der international die Fäden ziehende Kämpfer gegen die Adipositas-Epidemie und seine Organisationen werden durch profitable Schlankheitspillen finanziert. Die WHO hat substanzlose alte Daten in Japan gefunden, um Karies zu bekämpfen, obwohl die morschen Zähne wegen besserer Mundhygiene zunehmend seltener werden. Und diese Empfehlung soll dann gegen Übergewicht und angebliche Folgekrankheiten helfen. Für sinkende Umsätze der den Zustand von Glück blockierenden Entwöhnungspillen gegen Nikotin wird zielorientiert die neue Krankheit Zuckersucht aufgebaut. Ein Nahrungsmittelkonzern verlangt politische Hilfe, weil er auf Trends setzt, um seine Kassen zu füllen.

„Postfaktisch" oder „posttruth" und „postfactual" sind die Worte des Jahres 2016. Fake News werden zum täglich akzeptierten Standard der Kommunikationsflut. Die Wahrheit hat einen zunehmend schweren Stand. Eine demokratische Gesellschaft räumt jedem das Recht auf seine persönliche Meinung und die freie Äußerung derselben, wie abwegig diese auch sein mag, ein. Freiheiten bergen auch immer Risiken. Diese gehören zu einer Demokratie. Wenn nicht fundierte Meinungen und gezielte Manipulationen der Tatsachen die Hoheit über die Fakten gewinnen, gibt es die Pflicht zur Diskussion. Fake statt Fakten ist nicht zu akzeptieren. Das gilt auch für solche Wissenschaftler und Institutionen, die Geld dafür kassieren, den Status ihrer Glaubwürdigkeit zu missbrauchen, um Menschen in ihrem Verhalten zu regulieren.

Viele der aktuellen Kampagnen zu den Themen Ernährung und Gesundheit sind nur ein Beispiel. Aber sie sind ein Beispiel, das leider zeigt, wie intensiv unsachliche Behauptungen zu Meinungen und dann zu Glauben und Überzeugungen werden können. Sogar die Tatsache, dass die Protagonisten der Anti-Zucker-Kampagnen Millionen für ihre strategische Arbeit kassiert haben, wird manche ihrer gläubigen Anhänger nicht von ihrem inzwischen gefestigten Glauben abbringen können.

Eigentlich müssten solche Fakten selbst hartgesottenen Zuckergegnern, die den jahrelangen Parolen gutmütig geglaubt haben, zu denken geben. Aber gibt es nicht doch Belege für den süchtig und krank machenden Zucker? Wie ist das mit den immer wieder zitierten Ratten von Princeton? Warum erregen sich Ärzte wie Lustig und Perlmutter? Warum lassen mehr oder weniger prominente Menschen, speziell auch für ihre kulinarische Kreativität gelobte Köche, die Welt an ihren ernährungswissenschaftlichen Erkenntnissen gegen den Zucker teilhaben? Es gibt noch einige Aspekte, die der kritischen Betrachtung bedürfen.

KAPITEL 4

ZUCKER IST SONNENLICHT FÜR DIE MENSCHEN

Horrorgeschichten der Medien über das süchtig machende Gift Zucker vermitteln den Eindruck, dass die weißen Kristalle einem Drogenlabor entsprungen sind. Viele Kritiker würden sich mäßigen, wenn sie im Chemieunterricht besser aufgepasst hätten und verstehen würden, dass Zucker im Prinzip gespeichertes Sonnenlicht für den Menschen ist. Die Vorliebe für Zucker, speziell auch während der dunklen Jahreszeit, hat gute Gründe, die sich auch mit der Chemie erklären lassen.

Die Natur hat einen Katalysator erfunden, der mit minimalem Energieeinsatz das Wasser, eine sehr stabile Verbindung aus Wasserstoff H und Sauerstoff O, in seine Einzelbestandteile Wasserstoff und Sauerstoff zerlegen kann: den sauerstoffproduzierenden Komplex. Das, was die Wissenschaft schon lange probiert, nämlich Energie zu wandeln, zu speichern und zu transportieren, beherrschen die Pflanzen perfekt. Die Energie kommt von der Sonne. Um Sonnenlicht zu speichern, gibt es kleine chemische Einheiten, die man Farbstoffe nennt. Diese Farbstoffe sind der erste wichtige Bestandteil bei den entscheidenden Vorgängen des

Lebens. Sie speichern das Sonnenlicht. Unter diesen Farbstoffen finden wir auch das berühmte Chlorophyll. Dann kommt die Fotosynthese ins Spiel.

Im Detail werden bei der Fotosynthese in zwei Fotosystemen Elektronen transportiert und mithilfe der dabei entstehenden Energie Protonen (positiv geladene Wasserstoffatome) auf eine Seite einer Membran gepumpt und zum anderen das Reduktionsmittel NADPH erzeugt, das Kohlendioxid zu organischen Kohlenhydraten umwandelt – also das, was wir gemeinhin Zucker nennen. Entscheidend sind dabei die Fotosysteme der Natur, die wir so leider bisher nicht nachbauen können. Das eine Fotosystem wirkt also als Oxidationsmittel (Elektronen werden freigesetzt), das andere Fotosystem als Reduktionsmittel. Da ein System nicht gleichzeitig ein starkes Oxidations- und Reduktionsmittel sein kann, brauchen wir zwei Fotosysteme – ein genialer Schachzug der Natur. Die Pflanzen produzieren also nicht nur Energie, sondern auch noch Sauerstoff, der unser Leben erst möglich macht.

Wie der wichtigste Vorgang der Welt, die Fotosynthese, entstand, bleibt ein Phänomen der Natur. Die Natur, und das hat auch durchaus etwas Beruhigendes, ist den Menschen, die sie beherrschen wollen, in vielen Punkten noch deutlich überlegen. Wie die Fotosynthese funktioniert, wissen wir genau. Nachbauen können wir sie jedoch nicht. Da praktisch jede Pflanze diesen Bauplan hat, könnten wir auch jede Pflanze nutzen. Aber manche Pflanzen können die Fotosynthese besser und effizienter umsetzen als andere. Zu denen, die diesen Vorgang besonders gut beherrschen, zählt die Runkelrübe.

Glukose ist der Ursprung des Lebens, so pathetisch das klingen mag. Seit 3,5 Milliarden Jahren gibt es auf unserem Planeten Leben. Wie es genau entstand, wissen wir noch immer nicht im Detail. Irgendwie gelang es den ersten Einzellern, durch Fotosynthese Glukose, also Traubenzucker, aus Sonnenlicht zu gewinnen.

Seitdem schreitet die Evolution munter voran und fast alle Pflanzen funktionieren nach diesem System. Zum Leben braucht man Energie. Da wir Menschen das Sonnenlicht leider nicht als Energiequelle nutzen können, müssen wir uns Energie in Form von Essen zuführen. Und jeder Sportler weiß, dass Zucker die schnellste und intensivste Form der Energiezufuhr ist.

Was Pflanzen produzieren, verarbeiten oder gar für ihren Stoffwechsel nutzen, mag für uns Menschen auf den ersten Blick zweitrangig sein, aber wir sollten uns diese Zusammenhänge immer wieder ins Gedächtnis rufen. Oft vergessen wir, auf welchen Bausteinen unsere Welt beruht. Dieses grundlegende Fundament ist über Millionen von Jahren entstanden und sorgt dafür, dass wir ein Klima besitzen, Früchte anbauen und ernten können. Würden diese Zusammenhänge morgen nicht mehr funktionieren, wäre das Ende der Menschheit und jeglichen Lebens auf diesem Planeten gekommen.

Welche Bedeutung der Zucker in der Natur als Energiequelle hat, beschreibt in eindrucksvoller Weise Peter Wohlleben in seinem internationalen Bestseller „Das geheime Leben der Bäume". Er macht transparent, wie gesunde Buchen über ein Geflecht aus Wurzeln und Pilzen im Boden eine Zuckerlösung zu einem kranken Baum pumpen, um ihn am Leben zu erhalten. Er zeigt uns anschaulich, welche Bedeutung Zucker im sozialen Leben des Waldes hat und wie er die Existenz sichert. Der süße Nektar der Bäume, ein konzentrierter Zuckersaft, wird als Belohnung für die Insekten eingesetzt, die für die Bestäubung und damit für die Fortpflanzung der Bäume benötigt werden. Diese natürliche Substanz, über die wir in seinem Buch mit Begeisterung und einem guten Gefühl für die ursprüngliche Kraft der uns umgebenden Natur lesen, soll für den Menschen unnatürlich und gefährlich sein? Sie ist wohl kaum das Gift, gegen das uns gut bezahlte Kritikaster aufhetzen wollen. Wir stehen offenbar mit der Natur auf Kriegsfuß.

Wenn unsere heutigen Heilsbringer mit ihren Theorien für die Evolution verantwortlich gewesen wären, wäre alles anders gelaufen. Es darf angezweifelt werden, ob es besser geworden wäre.

Dieses Votum für die Natur, um Missverständnissen vorzubeugen, ist keine gleichzeitige Kritik an dem, was wir Fortschritt nennen. Mit einer solchen Schwarz-Weiß-Malerei machen wir es uns heute zu leicht. Die irrige Meinung, mit Biokost oder veganer Ernährung würde die Natur erhalten und die Erde gerettet, ist eine schlichte Kausalität, die an der Realität vorbeigeht. Das Bekenntnis zur Natur steht keineswegs im Gegensatz zu den Bemühungen der Menschen, die Natur in ihren Prozessen zu unterstützen, beispielsweise durch Züchtung von Pflanzen mit spezifischen Eigenschaften, durch Düngung und Schädlingsbekämpfung. Die Theorien, zurück zur Natur und alles wird „bio", sind nicht gut für die Menschen. Sie setzen voraus, dass zunehmend weniger Menschen ernährt werden können, was wiederum erfordert, deren Zahl zu reduzieren. Eine menschenfreundliche Konsequenz ist das nicht.

Zurück zum Zucker. Die Gegner führen an, dass der Zucker, der bei der Fotosynthese entsteht, mit dem Lebensmittel Zucker nichts zu tun hat. Doch die Fakten sehen anders aus. Es gibt nur einen Zucker, der von der Wissenschaft als chemische Formel definiert ist und der in den Pflanzen – wie zum Beispiel stark angereichert in der Zuckerrübe – entsteht. Aus diesen Pflanzen wiederum wird das Nahrungsmittel Zucker gewonnen, rein und ohne Zutaten.

Seit Jahrtausenden ein Nahrungsmittel: Zucker

Tatsachen zu ignorieren ist bei der Konstruktion angeblicher Wahrheiten eine wichtige Strategie. Da wird unterstellt, unser Zucker sei ein industriell hergestelltes Produkt, das mit der Natur nichts zu tun hat. Er wird als ein durch das Raffinieren wertloses

Kristall diskriminiert. Früher hatten die Menschen keinen Zucker, so wird behauptet, und lebten deshalb angeblich gesünder. Entweder wird gelogen, dass sich das Zuckerrohr biegt, oder man hat kein Interesse, sich mit der Wahrheit zu beschäftigen. Während der Mittelsteinzeit vor über 10.000 Jahren entstandene Höhenmalereien zeigen Menschen beim Sammeln von Wildhonig. Das Sammeln war sicher kein Zuckerschlecken, aber es war wichtig genug, um von den steinzeitlichen Künstlern abgebildet zu werden. Für alle Völker waren die wilden Honigbienen der Lieferant für die hoch geschätzte süße Speise. Die Ägypter begannen dann rund 3.000 Jahre vor Chr. mit der Bienenhaltung, um einen sicheren Zugriff auf den süßen Honig zu haben. Und es ist wohl kein Zufall, dass in der Bibel von Kanaan als dem Land gesprochen wird, in dem Milch und Honig fließen.

Konkurrenz erhielt der Honig durch das aus Ostasien eingeführte Zuckerrohr. Fast 2.000 Jahre breiteten sich diese Pflanze und der daraus kristallisierte Zuckersaft von Ostasien über den Nahen Osten bis hin nach Spanien aus. Wegen der schwierigen Verarbeitung von Zuckerrohr blieb daraus gewonnener Zucker aber immer rar und für den normalen Bürger nicht erschwinglich. Ihnen blieb als Alternative die honigspendende Biene. Mitte des 18. Jahrhunderts kam dann die dritte Variante auf den Markt, die Züchtung der Zuckerrübe aus der Runkelrübe. Man hatte die Pflanze gefunden, die erstens den Zucker auf natürliche Weise speichert, die zugleich aber auch in einem kälteren Klima erfolgreich angebaut werden konnte. Es soll hier keine historische Betrachtung der Irrungen und Wirrungen sowie der Auseinandersetzungen und Kriege werden, die durch das große Interesse an der süßen Köstlichkeit initiiert worden sind. Aber eine kurze Skizzierung ist notwendig, um nachzuvollziehen, dass schon die Menschen während der Steinzeit das damals nicht ungefährliche Sammeln von Wildhonig auf sich nahmen, um den Zucker zu genießen.

Es war kein Zuckerschlecken, aber das Schlecken am Zucker war es ihnen wert.

Zucker ist unnachahmlich

Spannend ist allerdings die Frage, warum der Menschheit die Nachahmung dieses Kunstgriffs einer Speicherung der Energie in Form von Zucker noch nicht gelungen ist. Wir versuchen durch unterschiedliche Verfahren, die Kraft der Sonne anzuzapfen. Mithilfe von Sonneneinstrahlung Wasserstoff aus Wasser freizusetzen ist eine großartige Leistung, die wir aber auch nur partiell beherrschen. Alle technischen Verfahren zur Herstellung von Wasserstoff aus Wasser kosten bisher mehr Energie, als sie ergeben.

Wir bemühen uns, Sonnenlicht einzufangen und zu speichern. Das ist so ambitioniert. Wenn wir dagegen auf ein Feld schauen, können wir sehen, wie Pflanzen aus Wasser mithilfe der Sonne Energie produzieren. Das ist Energie pur – aber leider keine, die zum direkten Heizen oder zum Antreiben von Motoren taugt.

Heute sind wir in der Lage, der Natur zu helfen, diesen Prozess zu optimieren. Wir können wässern, wenn natürlicher Regen fehlt. Wir können düngen, um größere Pflanzen zu bekommen, die mehr Energie produzieren. Und wir können Schädlinge bekämpfen, die diesen Prozess stören. Künstlich nachahmen können wir die Fotosynthese aber nicht. Die Energieprobleme der Menschheit wären sonst auf einen Schlag gelöst.

Macht Zucker süchtig?

Zucker, die gespeicherte Sonnenenergie, ist für uns Menschen lebenswichtig. Das hat die Natur in uns verankert. Dass der Mensch gerne Süßes mag, ist in seinen Genen begründet. Schon Neugeborene lieben den süßen Geschmack der Muttermilch. Über Jahrtausende wurde in unserer DNA „vermerkt“, dass der süßliche Geschmack etwa von Früchten oder Muttermilch auf eine leicht verdauliche, ungiftige und daher für das Überleben wichtige Kalorienquelle hinweist. Im Gegensatz zu bitteren Beeren und Pflanzen sind süße Früchte zudem meist nicht giftig. Doch die angeborene Vorliebe für Süßes stößt heute auf wenig Verständnis. Wir wollen kultiviert und nicht in archaischer Weise von unserer Natur abhängig sein. Es ist dabei irritierend, dass oft diejenigen, die ein „Zurück zur Natur" predigen, bei der Gestaltung ihrer Ernährung solche Formen bevorzugen, die von der Natur für den Menschen nicht vorgesehen sind.

Welche wirtschaftlichen Interessen hinter dem Bemühen stehen, die neue Krankheit Zuckersucht zu erfinden, ist schon ausreichend beschrieben worden. Aber vielleicht ist doch etwas an der angeblichen Sucht. Gehen wir sachlich und unvoreingenommen an das Thema. An dieser Stelle ist es wichtig, den Unterschied zwischen „Sucht" und „natürlichem Verlangen" zu erläutern. Ein natürliches Verlangen des Menschen ist unzweifelhaft auf Licht und Sonne ausgerichtet. Das hängt mit der Vitaminversorgung, konkret mit dem Vitamin D, zusammen. Unser Organismus ist nicht in der Lage, Vitamine selbst herzustellen. Nur beim Sonnen-Vitamin D ist das anders. Er kann es bedarfsdeckend in der Haut und in anderen Organen selbst produzieren. Weil der Höhlenmensch noch keine Vitaminlehrbücher hatte, lockte ihn die Sonne mit einem psychischen Lustgewinn aus der Dunkelheit heraus: Durch das helle Tageslicht wird der Serotoninspiegel in unserem Körper stabil gehalten. Serotonin wiederum beeinflusst als Neurotransmitter, also als Botenstoff im Gehirn, unser Lebensgefühl positiv, ist also eine Art körpereigene Glücksdroge. Um ausreichend Vitamin D zu produzieren, müssen wir unsere Haut möglichst täglich mindestens 30 Minuten der Sonneneinstrahlung aussetzen. Ohne Vitamin D oder bei einem Mangel daran kommt es nicht nur zu Osteoporose und psychischer Verstimmung, sondern es werden zudem viele andere Erkrankungen gefördert.

Wenn man also diesen Laienbegriff der Glücksdroge aufnimmt, dann ist neben der Sonne auch der Zucker eine „Droge", denn Zucker ermöglicht ebenfalls die Bildung von Serotonin. Deshalb ist das Verlangen nach Süßem dann besonders ausgeprägt, wenn die Tage kürzer werden. Mangelt es an Tageslicht, greifen wir gerne ersatzweise nach süßem Gebäck. Noch ein Indiz für dieses natürliche Verhalten: Je nördlicher die Menschen leben, umso höher ist der Zuckerverbrauch in diesen Ländern.

Die Dänen genießen eine besondere Form des glücklichen Lebensgefühls. Während der dunklen Jahreszeit wird „Hygge" gepflegt. Dazu gehören die gemütliche Kuschelecke, also der Hyggekrog, und Kerzen, Kamin oder Holzofen, Kaffee, Kakao oder Tee und auf jeden Fall Süßigkeiten und Gebäck. Das trägt zum Glücksempfinden bei, weil es Kälte und Dunkelheit wirkungsvoll kompensiert. Und weil die Dänen gerne glücklich sind, essen sie doppelt so viel Süßigkeiten im Jahr wie die Europäer im Durchschnitt. Kein ideologischer Spielverderber kann ihnen den giftigen Zucker, die rußenden Kerzen, das brandgefährliche Feuer mit seinen ökologischen Folgen für das weltweite Klima mies machen. Spielverderber heißt in Dänemark Lyseslukker, das ist derjenige, der die Kerzen ausmacht.

Übrigens hat Koffein in Kaffee und Tee ähnliche Wirkungen wie Vitamin D und Zucker. Bei den inzwischen vom Schädlichkeitsvorwurf öffentlich freigesprochenen Genussmitteln Tee und Kaffee gibt es auch ein Nord-Süd-Gefälle. So trinken die Nordlichter kannenweise Kaffee und Tee, während man sich am Mittelmeer eher kleine Tässchen Espresso gönnt.

Der Effekt des Lichtes auf das Serotonin ist im Übrigen der Grund dafür, weshalb ein verstärkter Aufenthalt im Freien den Appetit auf Süßes senken kann.[15] In freier Natur ist uns scheinbar eher nach „Herzhaftem". Was bleibt, ist die Frage: Wenn unser Körper gerne fehlendes Sonnenlicht durch Zucker kompensiert, ist das dann schon eine Sucht?

Ein offizieller Freispruch für den Zucker erfolgte von Forschern aus mehreren europäischen Ländern im Rahmen des Projekts „Neurofast", in dem untersucht wurde, wann Essen zur Sucht werden kann. Demzufolge steckt nur in einem einzigen Getränk ein Stoff, der abhängig machen kann. Dabei handelt es sich um das Koffein im Kaffee. Doch dem Kaffee werden mittlerweile so viele positive Eigenschaften nachgesagt, dass jeder Kaffeetrinker damit gut leben kann.

Suchterzeugende Quarkbrote und Sex

Die Natur, und das ist gut, prägt uns. Die Botenstoffrezeptoren in unserem Gehirn werden ständig sensibilisiert. So kann auch sportliches Ausdauertraining den Serotoninspiegel heben. Deswegen haben viele Menschen, und das ist sicher für ihre Gesundheit förderlich, das Verlangen, sich im Fitness-Studio auszupowern, Sport zu machen oder einfach lange Strecken zu laufen oder zu wandern. Das ebenfalls für die psychische Ausgeglichenheit zuständige Dopamin wird beim Essen sowie beim Sex ausgeschüttet und weckt somit den Wunsch nach Wiederholung. Trotzdem reden wir in diesem Zusammenhang nicht von Sucht. Bei den beliebten Nahrungs- oder Genussmitteln gibt es kaum eines, das aufgrund seiner Inhaltsstoffe nicht ein gewisses „Wiederholungspotenzial" aufweist. Im wissenschaftlichen Informationsdienst des Europäischen Instituts für Lebensmittel- und Ernährungswissenschaften (EULE) stellt Thamás Nagy fest, dass Myristicin in Gewürzen wie Muskatnuss und manchen Cola-Getränken oder Exorphine in Brot, Milch und Quark uns sensibilisieren, den Genuss zu wiederholen.[16] Der Mensch isst sich nicht nur satt, sondern nimmt gerne auch den kleinen „Kick" aus der Natur beim Essen und Trinken mit. Natürliche Inhaltsstoffe wie Morphin in Hopfen oder Diazepam in Weintrauben entfalten ihre Wirkung über opiatähnliche Mechanismen ebenso wie zahlreiche Substanzen, die wie ß-Carboline erst beim Rösten, Braten oder Backen gebildet werden. Somit wären die aufs Grillen versessenen Menschen genauso „süchtig" wie jeder, der frische Brotkruste liebt, dazu seinen Kaffee trinkt und täglich Quark oder Frischkäse isst. Bloß kam bislang niemand auf die Idee, vor „suchterzeugenden" Quarkbroten zu warnen. Auf den Zucker dagegen haben schon so viele eingeprügelt, dass an den Vorwürfen wohl etwas dran sein muss. Die Frage ist nur: Was?

Sucht ist, wenn es gut schmeckt

Was also soll der verunsicherte Verbraucher nun glauben? In den Medien wird seit Jahren unter Überschriften wie „Ratten-Studie bringt Beweis für Zucker-Abhängigkeit"[17] eine Studie des US Psychologen Professor Dr. Bart Hoebel von der Princeton University zitiert, der sich auf die neurowissenschaftlichen Grundlagen von Suchtverhalten spezialisiert hat. Hoebel will durch Untersuchungen Belege für die Theorie finden, dass Nahrungsmittel wie Zucker, Kuchen, Fett und Eis ein suchtähnliches Verhalten im Gehirn auslösen. Im Rahmen ihrer Studie gaben die Wissenschaftler ihren Versuchsratten über einen Zeitraum von mehreren Wochen täglich eine zuckerhaltige Lösung, stellten die Fütterung der Tiere mit dem Zucker dann abrupt ein oder verabreichten ihnen ein Mittel, das die Opiatrezeptoren im Gehirn blockierte. Aus ihrem schmackhaften Leben gerissen, reagierten die Ratten mit Zähneklappern, einer erhöhten Häufigkeit von hohem Rufen und Angst. Nach der Zuckerpause erhielten die Ratten wieder Zugang zur Zuckerlösung und nahmen innerhalb der ersten Stunde bis zu 30 Prozent der vorherigen Tagesration an Zucker zu sich. Endlich gab es wieder die gewohnt leckere Nahrung. Das ihnen antrainierte Leben war wieder in Ordnung.

Der Geschmack – und nicht die Kalorienzufuhr – verursacht scheinbar nach Meinung der Forscher diesen neuronalen Verhaltensprozess. Ratten, die zum Vergleich mit Saccharin gefüttert wurden, zeigten ein ähnliches Verhalten wie die mit Zucker genährten Ratten, auch wenn Saccharin keine Kalorien enthält. Der bisher erbrachte Beweis besteht nach realistischer Bewertung von Hoebel darin, dass der Test funktioniert, wenn es gut schmeckt. Dies sei keine Zuckersucht, aber eine Zuckerabhängigkeit. Bei einer Abhängigkeit erhalten sich die Individuen immer noch etwas Gewalt über ihr Verlangen nach einer besonderen Substanz aufrecht. Wenn die Abhängigkeit zur Sucht wird, verlieren sie diese Kontrolle. Da ist man der Wissenschaft und den armen Ratten, die für diese Erkenntnis herhalten mussten, doch dankbar. Die sensationelle Erkenntnis: Es funktioniert, wenn es gut schmeckt. Und eine Abhängigkeit, da ist der Forscher zumindest ehrlich, ist noch lange keine Sucht.

Diese Studie ist einmal mehr ein Beleg, wie die Ergebnisse einer sachlichen Beobachtung interpretiert und instrumentalisiert werden, um mit ihnen ideologisch argumentieren zu können. Versuchstiere werden auf wohlschmeckende Nahrung trainiert, die ihnen dann plötzlich entzogen wird. Sie werden verständlicherweise nervös. Bekommen sie wieder ihre Nahrung, machen sie sich mit Lust und Verlangen darüber her. Diese Resultate überraschen nicht, sondern waren eigentlich zu erwarten. Guter Geschmack macht abhängig, sagt der Wissenschaftler und ist damit sachlich und ehrlich.

Wen interessieren derart nüchterne Fakten, wenn es um das Ziel geht, Zucker als süchtig machende Droge zu diskriminieren? Haben die irritierten Nager nicht mit Zähneklappern und Angst reagiert? Kann man ihr nervöses Verhalten nicht mit dem eines Junkies auf Entzug vergleichen? Haben sich die Ratten später nicht wieder gierig an ihrer zuckerhaltigen Lösung gelabt? Da waren sie doch offenbar nicht besser als ein Süchtiger, der nach Tagen der Entbehrung wieder eine Linie Kokain auf dem Tisch hat. Sehen die weißen Kristalle nicht ohnehin schon aus wie Kokain? Logik, wenn die störenden Fakten ausgeblendet werden, kann so einfach und überzeugend sein. Wir leben in einer postfaktischen Zeit. Dann ist Zucker also wie Kokain und damit eine Sucht erzeugende Droge.

Das hat der Wissenschaftler Prof. Hoebel zwar nicht gesagt, aber vielleicht hat der arme Professor die Dimension seiner eigenen Studie nicht ganz verstanden. Dann bedarf sie eben der Interpretation durch die entsprechenden Ideologen. Und diesen angeblichen Beweis des Suchtpotenzials schreibt dann der eine vom anderen ab. Keiner sieht mehr auf die ursprüngliche Untersuchung und deren Ergebnisse. Mit jeder Wiederholung wird die unsachliche Behauptung sogar noch glaubwürdiger.

KAPITEL 5

INTERNETSTAR PROFESSOR LUSTIG

Wenn Zucker wie Kokain ist, muss er doch auch tödlich sein. Je schlichter die Logik, umso beeindruckender die Merkfähigkeit. „Pure, White and Deadly" heißt das zu dieser forschen Behauptung passende Buch, das Prof. John Yudkin 1972 veröffentlichte. Seine Theorie vom lebensgefährlichen Zucker hatte in der kritischen Wissenschaft wenig Erfolg. Populär wurde die Behauptung, der Zucker raffe die Menschheit dahin, erst durch einen anderen Mediziner, der das Showgeschäft mit in der Öffentlichkeit präsentierten Schlagzeilen und Auftritten bestens verstand. Für eine Auflage des Buches schrieb Prof. Robert Lustig das Vorwort. Tod durch Zucker – diese verwegene Aussage musste doch Potenzial für die eigene Karriere von Robert Lustig haben.

Die Mär vom tödlichen Zucker geht damit wesentlich auf den US-Professor und Kinderarzt Robert H. Lustig von der University of California zurück. Wie gut Lustig die medienwirksame Präsentation von Meinungen beherrscht, lässt sich auf YouTube betrachten. Viel Aufmerksamkeit erhielt er durch einen Vorlesungsmitschnitt des universitätseigenen TV-Kanals im Jahr 2009, der auf

YouTube mittlerweile über 7 Millionen Mal angesehen wurde.[18] Dort trat Professor Lustig mit dem Habitus eines Predigers auf. Wie gesagt, Robert H. Lustig ist Kinderarzt, kein Ernährungswissenschaftler und auch kein Spezialist für Ernährungsmedizin, Diabetes mellitus oder Herzerkrankungen.

Das Show-Video präsentiert in eineinhalb Stunden eine fatale Mischung aus wissenschaftlichen Fakten, unwissenschaftlichen Behauptungen, der Unterschlagung wesentlicher Aspekte und vor allem politischer Agitation. Lustig ist ein eloquenter Redner und tritt während dieser Show partiell als Prediger auf, der seine Zuhörer manipuliert und stärker durch Glauben als durch Fakten gewinnen will. Geschickt baut er dabei für sich argumentativ akademische Fluchtwege in seinen Vortrag ein. Ein ganz wesentlicher Aspekt der möglichen Distanzierung von seinen eigenen Aussagen besteht darin, dass er zwischen Fruktose und Glukose differenziert. Er kritisiert vor allem den High Fructose Corn Syrup, der umfangreich in Amerika als Süßungsmittel, dagegen kaum in Europa eingesetzt wird. Durchaus korrekt geht er auf den Fruktose-Stoffwechsel in der Leber mit den daraus resultierenden Risiken ein. Er überzieht allerdings auch bei diesem Thema, wenn er Fruktose als risikoreiches Gift charakterisiert. Er geht deutlich über die Fakten hinaus, wenn er den Effekt von Fruktose mit dem von Alkohol auf eine Stufe stellt. Auf der anderen Seite stellt er klar fest, dass im Gegensatz zu Fruktose die Glukose die Energie des Lebens ist. Aber wer achtet bei dem mitreißenden Vortrag so genau auf die wichtige Differenzierung zwischen Fruktose und Glukose. Für Anti-Zucker-Ideologen und leider auch für die Medien ist es schlicht Zucker. Und selbst Lustig hat von seiner im Jahr 2009 noch vorgenommenen Differenzierung inzwischen Abschied genommen. Warum sollte er seine Medienwirksamkeit durch komplizierte Unterscheidungen gefährden. Auch er spricht heute in Interviews nur noch generell von Zucker und bezeichnet diesen als Gift. So kann man mit markigen Sätzen auch als Kinderarzt einträgliche Berühmtheit erlangen und zum Star werden.

Professor Lustig bezieht sich in seiner Anti-Zucker-Argumentation auf den eingangs genannten Briten Professor John Yudkin, der während seiner Lehrtätigkeit von 1954 bis 1972 einen regelrechten Kreuzzug gegen Zucker startete. Die Thesen des mittlerweile verstorbenen Physiologen Yudkin und die von Lustig wurden in Deutschland unter dem wenig zurückhaltenden Titel „Pur, weiß, tödlich. Warum der Zucker uns umbringt – und wie wir das verhindern können" veröffentlicht.[19] Erstaunlich dabei ist, dass Yudkins Thesen seit über 40 Jahren in der Wissenschaft noch nicht zu einem bewiesenen Allgemeinwissen geworden sind. Es wird weiter ohne solide wissenschaftliche Erkenntnisse über den Zuckerkonsum gestritten. Wenn nach so vielen Jahren, die seit der Verbreitung von Yudkins Thesen vergangen sind, keine Studie diese eindrucksvoll belegt, so ist es sehr wahrscheinlich, dass diese Theorie falsch ist.

Noch einmal zurück zu Professor Lustig und seinem Zuckerbuch, das er gemeinsam mit Professor Yudkin publiziert hat. Es ist ein schönes Beispiel, wie mit windigen Thesen und Agitationen Geld verdient wird. In Deutschland werden die Thesen von einem kleinen Verlag publiziert, der eine Diät vermarktet, die durch Lustigs Theorien – kein Zucker, mehr Fett – massiv gestützt wird. Der Systemed-Verlag in Deutschland verkauft das Buch euphorisch mit folgendem Werbetext: „Rein, weiß und ein absolut tödliches Zellgift. Kokain? Nein. Zucker! Der internationale Klassiker der Ernährungswissenschaft. Bereits 1972 brachte John Yudkin in seinem visionären Buch auf den Punkt, was heute durch unzählige weiterführende Studien zweifelsfrei belegt worden ist: Zuckerkonsum steht in direktem Zusammenhang mit Adipositas, Diabetes mellitus, koronaren Herzerkrankungen und mit so ziemlich jeder weiteren Zivilisationskrankheit, die man sich denken kann.

Zucker, so der Autor, ist verantwortlich für weltweit über 35 Millionen Todesfälle pro Jahr. Da kann sich das Kokain aber warm anziehen! […] Ein wichtiges, prophetisches und hochseriöses wissenschaftliches Grundlagenwerk." Wissenschaftliche Grundlagenwerke werden in der Regel ganz anders beworben, jedenfalls nicht mit Kokain, das sich warm anziehen könne. Und kein seriöser Wissenschaftler würde dem Satz zustimmen, dass die Erklärung für jede Zivilisationskrankheit, die man sich denken kann, gefunden worden ist. Einen solchen Satz kann nur jemand formulieren, der das Denken eingestellt hat. Aber all das stört weder den Verbraucher noch die meisten Medien, die dankbar knackige Aussagen aufnehmen. Radikale und provokante Thesen locken viele Journalisten an.

Zellen lieben Zucker

Die publikumswirksamen Erfolge mit den daraus zu erzielenden finanziellen Ergebnissen sind für Verlage und Autoren offenbar genug Anreiz, um auf den Anti-Zucker-Zug aufzuspringen. Bemerkenswert ist dabei, dass die meisten „Experten" sich immer wieder auf Professor Lustig beziehen. Ein Beispiel ist der deutsche Journalist Hans-Ulrich Grimm, dem die Menschheit das Buch „Garantiert gesundheitsgefährdend – Wie uns die Zucker-Mafia krank macht" verdankt.

Dort heißt es schon zu Beginn: „Bei vielen Krankheiten, die jetzt zu weltweiten Epidemien werden, spielt der Zucker eine tragende Rolle. Bei den sogenannten Zivilisationskrankheiten ist zumeist nicht die Zivilisation die Ursache, sondern der Zucker. So jedenfalls lautet der Verdacht, der sich stetig weiter erhärtet, durch immer weitere wissenschaftliche Studien von Professor Lustig und vielen anderen Forschern in aller Welt." [20]

Hier ist von „vielen anderen Forschern" die Rede, die aber nicht namentlich benannt werden können. Erwähnt wird immer nur

Professor Lustig. Liegt es vielleicht daran, dass es nicht mehrere oder gar viele Forscher sind, sondern ausschließlich Professor Lustig? Zudem werden im Buch zunächst Thesen aufgestellt: „Bei vielen Krankheiten [...] spielt der Zucker eine tragende Rolle“, die dann für den Leser kaum merklich dahingehend relativiert werden, dass Professor Lustig im Grunde der Einzige ist, der diese Behauptungen aufstellt.

Grimm bleibt auch im weiteren Verlauf seiner fragwürdigen Agitation gegen den Zucker unkonkret: „Sogar bei der Alzheimerkrankheit kann er [der Zucker] eine Rolle spielen. Manche Forscher sprechen schon von der „Zuckerkrankheit des Gehirns“. Um welche Forscher geht es hier? Wann und warum kann Zucker eine Rolle spielen? Weiter heißt es bei Grimm: „Krebszellen lieben Zucker. Das haben Forscher in den letzten Jahren herausgefunden. 35 Millionen Menschen sollen daran jedes Jahr sterben. Und meist ist der Zucker im Spiel.“ Markige Sätze ohne solide Fakten. Der Autor spielt dabei auf die immer wieder verbreitete Meinung an, dass Krebszellen vorrangig Zucker umsetzen und dadurch schneller wachsen würden. Tatsächlich brauchen Krebszellen Zucker – dies aber wie die anderen Zellen auch. Jede Zelle braucht Zucker. Das bedeutet: Ohne Zucker würden auch gesunde Zellen geschwächt werden, und der Krebs könnte sich noch besser im Körper ausbreiten. Der Krebszusammenhang hört sich bei Grimm sehr gefährlich und auch sehr bekannt an. Die Aussagen zum Zusammenhang zwischen Zucker und Krebs suggerieren Ähnliches wie die „prophetischen Voraussagen“ von Yudkin aus den Siebzigerjahren. Laut Grimms Buchtitel sind die Informationen aber aktuell und „garantiert gesundheitsgefährdend“. Gesundheitsgefährdend sind sie in der Tat, weil sie Menschen verunsichern, in eine wissenschaftlich nicht zu beweisende Richtung leiten und ihnen die Freude am Genuss nehmen, um den Genuss durch ein schlechtes Gewissen zu ersetzen. Eine derart ideologische Aufklärung, die mit der Angst der Verbraucher Geld verdienen soll, braucht kein Mensch.

Das absurde Geschäft mit der Angst

Mit den Anti-Zucker-Veröffentlichungen rund um die Professoren Yudkin und Lustig werden nicht nur gute Geschäfte gemacht. Leider werden die Menschen auch zu einem negativen Verhalten verführt. Bleiben wir bei dem Beispiel des deutschen Verlags, der mit der Anti-Zucker-Strategie Geld verdienen möchte. Parallele Strategien des Gelderwerbs sind auch in anderen Ländern zu finden. Der in Deutschland das Buch „Pur, weiß, tödlich. Warum der Zucker uns umbringt – und wie wir das verhindern können" herausgebende Systemed-Verlag publiziert auch das Buch „Krebszellen lieben Zucker – Patienten brauchen Fett".[21] Vom Krebszellen-Buch führt der nächste Schritt zur ketogenen Diät, mit der Tumore angeblich sogar direkt bekämpft werden können. Bei dieser Diät werden Zucker und Kohlenhydrate fast völlig vermieden, der Körper muss sich die für die Zellen lebenswichtige Glukose aus dem Fett in der Nahrung oder den eingelagerten Reserven ziehen, was als ketogener Effekt bezeichnet wird. Die wissenschaftlichen Fachgesellschaften wie die Deutsche Krebsgesellschaft, das Deutsche Krebsinformationszentrum und die DGE lehnen diese Form der Krebsdiät seit Jahren ab.[22]

Aktuelle Studien können nicht belegen, dass eine ketogene Diät Vorteile für Krebspatienten hat. Auf der Homepage des mit dem Thema Krebs Geld verdienenden Verlags erschien dagegen das Bild eines besorgten Mannes mit dem Text: „Diagnose Krebs. Und dann?" Klickte man darauf, sah man eine Seite mit der Überschrift „Ketogene Ernährung gegen Krebs! Therapieprognosen verbessern mit der richtigen Ernährung". Es folgten Verkaufsempfehlungen für eine ganze Reihe von Büchern des Verlags unter anderem mit Kochrezepten für die ketogene Diät.

Solche Bücher werden von vielen Medien leider oft unkritisch empfohlen, insbesondere auch von den als seriös geltenden öffentlichrechtlichen TV-Sendern. Neben weiteren ARD-Sendern, die darüber teils euphorisch berichteten, strahlte das Regionalprogramm des WDR am 10. September 2014 die Sendung „Mit Ernährung gegen Krebs? Ketogene Diät gegen Tumore" aus. Hier wurde unter anderem Folgendes erklärt: „Allerdings sehen Wissenschaftler Hinweise darauf, dass eine stark kohlenhydratreduzierte Kost dazu beitragen kann, Tumorzellen in ihrem Wachstum auszubremsen. Eine solche Ernährungsweise nennt sich ketogene Diät. An der Rehaklinik Am Kurpark in Bad Kissingen versuchen Forscher in einer Studie zu klären, ob diese Diät wirklich hilft."

Die Aussage zeigt eins deutlich: Es gibt keine Erkenntnisse, dass die Diät, mit der bei Betroffenen Erwartungen und Hoffnungen geweckt werden, den Patienten hilft. Die fantasievollen Bücher, die Krebspatienten zu einer Mangelernährung verführen, werden auf der Internetseite zur Sendung dennoch vorgestellt. Verantwortungsvoller Journalismus ist das ebenso wenig wie der den Eindruck einer Tatsachenbehauptung machende Untertitel der Sendung: „Ketogene Diät gegen Tumore."

Vernichtende Kritik von Experten

Seriöse Krebsexperten, also Onkologen, haben bei derartigen Behandlungsempfehlungen sowie hinsichtlich deren Verbreitung über Bücher von Laien größte Bedenken, nicht nur weil der einzige veröffentlichte Hinweis für die angeblich weltweite wissenschaftliche Forschung mit dieser Diät an einer Rehaklinik in Bad Kissingen festgemacht wird.

Die Deutsche Zeitschrift für Onkologie (DZO), unter dem Dach des medizinischen Fachverlags Thieme angesiedelt, brachte zur ketogenen Diät und den Thesen ihrer Fürsprecherin, der Biologieprofessorin Dr. Ulrike Kämmerer von der Uniklinik Würzburg, bereits im Jahr 2012 eine harsche Analyse unter der Überschrift „Krebszellen mögen Zucker, aber noch mehr lieben sie Fett und tierisches Eiweiß“ heraus.[23] Für Laien, denen die darin verwendeten Fachausdrücke fremd sind, gab es eine verständliche Kurzversion der Auseinandersetzung [24] – und zwar in der Antwort der DZO-Autoren auf die sich heftig zur Wehr setzende Professorin Kämmerer, nebenher Autorin diverser Bücher im Systemed-Verlag:

„Prof. Kämmerer hat in einem Schreiben an die Herausgeber der DZO sowie auf ihrer Homepage [...] massive Anschuldigungen gegen die Autoren Dr. med. Ludwig Manfred Jacob und Dr. med. Nicole Weis erhoben. Der Artikel „Krebszellen mögen Zucker, aber noch mehr lieben sie Fett und tierisches Eiweiß“ beurteilt die ketogene Diät gegen Krebs sehr kritisch. Das Laienbuch „Krebszellen lieben Zucker – Patienten brauchen Fett“ mit Frau Prof. Kämmerer als Koautorin bezeichnet sich selbst als das neue Standardwerk zur ketogenen Ernährung bei Krebserkrankungen, es beschreibt interessante Zusammenhänge – nur leider aus eindimensionaler, ernährungswissenschaftlich absurder Perspektive (alle Kohlenhydrate sind schlecht, Fett und Protein sind immer gut).“ Die Empfehlungen des Buches würden sich an Laien richten und werden „ohne Differenzierung und Hinweis auf Tumorart, Tumorstadium sowie Stoffwechsel- und Ernährungszustand des Patienten pauschal für alle Krebskranken gegeben, ohne eine epidemiologische oder klinische Evidenz zu haben.“

Die Krebsexperten sehen in den Anti-Zucker-Thesen von Professor Kämmerer sogar eine Gefahr für Betroffene: „Während Patienten mit hochaggressiven, oft stärker glykolytischen Tumoren in onkologischer Betreuung sind und wohl kaum dieses Buch lesen, werden insbesondere Personen, die Krebs vorbeugen möchten oder langsam wachsende Tumore wie zum Beispiel die meisten Prostata- und Mammakarzinome, dieses Laienbuch lesen und sich auf eine Ernährung einlassen, die auf Dauer der Gesundheit schaden und Krebs sogar fördern kann."

Das Buch stehe damit „im kompletten und direkten Widerspruch zu bisherigen Erkenntnissen über eine gesunde Ernährung ...". Es widerspreche damit den ausdrücklichen Empfehlungen des World Cancer Research Fund (WCRF) und des American Institute for Cancer Research als den renommiertesten Anti-Krebs-Organisationen der Welt. Ebenso seien die Thesen konträr zu den Empfehlungen und Warnungen der American Heart Association.

Die in der Deutschen Zeitschrift für Onkologie zitierten Experten stehen mit ihrer vernichtenden Kritik nicht allein da. Das Deutsche Krebsforschungszentrum bezieht zur ketogenen Diät ebenfalls klar Stellung:

„Selbst von einigen vermeintlich modernen und wissenschaftlich angeblich fundierten Ratschlägen raten Fachgesellschaften ab. Ein Beispiel ist die zurzeit sehr populäre ketogene Diät. [...] Welche Wirkung diese Kostform hat, ist bei Weitem noch nicht so gut untersucht, wie die Anbieter es darlegen. [...] Andere Krebsdiäten sind zwar nicht unbedingt gefährlich, bauen aber auf falschen Vorstellungen auf. Zucker an sich ist genauso wenig „giftig" wie etwa Schweinefleisch, obwohl beide Aussagen in vielen Diätratschlägen zu finden sind. Ebenso häufig wird Krebspatienten von Kaffee oder Nachtschattengewächsen wie Kartoffeln und Tomaten abgeraten. Einen stichhaltigen Grund für diese Einschränkung des Speiseplans nennen die Herausgeber solcher Ratschläge selten. Überprüfen unabhängige Dritte diese Theorien, stellt sich oft heraus: Dahinter stehen Missverständnisse, oder neue Forschungsergebnisse wurden nicht berücksichtigt." [25]

Mit wissenschaftlich nicht belegten Theorien, die auf einer unbewiesenen Anti-Zucker-Ideologie gründen, Krebspatienten zu einer wahrscheinlich gesundheitsschädlichen Ernährung zu verführen, provoziert die Frage nach der Moral. Wer gesunden

Menschen den Zucker ideologisch auszureden versucht, nimmt ihnen bestenfalls einen für ihr Wohlbefinden wichtigen Genuss. Er verunsichert sie und torpediert grundlos eine ausgewogene Ernährung. Wer bei einer schweren Erkrankung den Betroffenen Heilsversprechen gibt, die sogar schaden können, handelt dagegen nicht nur fahrlässig.

Schreckensszenarien schlagen auf den Magen

Die Erfahrung lehrt, dass die Schreckensszenarien der vergangenen Jahrzehnte, die uns zu Verzicht führen sollten, durch wissenschaftliche Erkenntnisse immer wieder ad absurdum geführt wurden. Die Eier verursachten, wie bereits dargestellt, während der Anti-Cholesterin-Kampagnen angeblich Erkrankungen und plötzlichen Tod. Heute weiß man, dass die Eier keineswegs Verursacher von Arteriosklerose sind. Der Kardiologe Dr. Robert Atkins, einer der Diätpäpste des letzten Jahrhunderts, predigte, dass Kohlenhydrate dick machen. Seine Anhänger ernährten sich fettorientiert, um abzunehmen. Sie behielten zwar langfristig ihre ungeliebt runde Figur, verzichteten aber auf die ganze Palette wertvoller Kohlenhydrate und auch auf die durch Kohlenhydrate transportierten Ballaststoffe, vom Verzicht auf Genuss ganz abgesehen.

Mit verführerischen Predigten solcher Ernährungsgurus lässt sich nach wie vor ausgezeichnet Geld verdienen. Man nehme eine Diät, eine interessant zu begründende Extremform von Ernährung oder ein einzelnes Nahrungsmittel, das man dämonisiert, um dann mit einer richtigen Vermarktung die Menschen zu verführen. Ein eindrucksvolles Beispiel liefert David Perlmutter. Der Amerikaner hat das Buch „Dumm wie Brot. Wie Weizen schleichend Ihr Gehirn zerstört“ geschrieben. Ein internationaler Bestseller, der glücklicherweise noch nicht den Genuss von erfrischendem Weizenbier hat sinken lassen. Perlmutter will offenbar Heerscharen von Ärzten arbeitslos machen. Die Zukunft braucht kaum noch Medizin, weil nach den Predigten Perlmutters der Verzicht auf Weizen mit seinen komplexen Kohlenhydraten die Ursache nahezu aller Krankheiten beseitigt.

Die Erleuchtung des Dr. Perlmutter

Weizen macht dumm, Weizen verursacht Alzheimer, Weizen ist die Ursache von Bluthochdruck, der Auslöser von Krebs und nicht zuletzt der Grund für eine wahre Palette von Autoimmunerkrankungen. Kohlenhydrate sind schlimm, und Weizen ist die schlimmste Ausformung: So einfach kann die Welt sein, wenn man sich seine eigene Heilslehre ohne jede Rücksicht auf wissenschaftliche Erkenntnisse bastelt, um damit die gesamte Welt zu kurieren. Mit der richtigen Verheißung lässt sich ein Hype aufbauen, der uns von allen Sünden und Verfehlungen unserer Ernährung befreit. Aber genau diese Ernährung hat seit Jahrhunderten die Menschheit nicht aussterben, sondern ständig älter werden lassen.

Perlmutter gibt sich alle Mühe, Angst und Schrecken zu verbreiten. Die kohlenhydratreiche, fettarme Kost, die in westlichen Ländern empfohlen wird, erhöhe das Risiko für Erkrankungen wie Migräne, Depressionen, ADHS und sogar Alzheimer dramatisch. Und weil der Neurologe aus Florida ziemlich gut weiß, wie Medien funktionieren, schwingt er die ganz dramatische Wortgeißel. „Modernes Getreide zersetzt das Gehirn“, schreibt er. Gluten könne als „stummes Virus“ bleibende Schäden verursachen, „ohne dass wir davon wissen“. Bewiesen sind solche Behauptungen nicht. Aber die Weizenverdammung ist ein lukratives Geschäft.

Das Online-Magazin der renommierten deutschen Wochenzeitung *Zeit* hat am 25. April 2014 unter der Überschrift „Dümmer als Brot“ eine realistische Einschätzung von Perlmutters Weizenapokalypse geliefert: „Zunächst wirkt Perlmutters Beweisführung lückenlos und beeindruckend: Auf fast jeder Seite zitiert er namhafte Wissenschaftler, referiert Studien, gibt sich mit etlichen Fußnoten den Anschein purer Gewissenhaftigkeit. Die Kombination aus steilen Thesen und scheinbarer Sorgfalt zeigt große Wirkung: In den USA stand das Buch auf der Bestsellerliste der *New York Times*, in deutschen Onlineforen feiern einige Leser das Buch bereits als ‚medizinische Revolution' und empfehlen es entsprechend weiter. Perlmutter liegt mit seinen Thesen eindeutig im Trend unzähliger populärwissenschaftlicher Ernährungssachbücher. Schaut man sich aber seine Argumentation genauer an, erkennt man schnell, was für ein haarsträubendes Durcheinander Perlmutter anrichtet: Er vermischt altbekannte Wahrheiten mit Spekulationen, wählt Studien selektiv aus und interpretiert sie in seinem Sinne, dramatisiert Ergebnisse, zieht falsche Schlüsse und dekoriert all das mit Anekdoten von seinen Patienten, die nach glutenfreier Diät auf wundersame Weise geheilt worden seien."

Folgt man Perlmutter, würden wir alle an der Autoimmunerkrankung Zöliakie leiden. Diese Krankheit wird ausgelöst durch das Eiweiß Gluten in Getreide. Obwohl lediglich rund 0,1 Prozent darunter leiden, behauptet Perlmutter, Gluten greife bei 100 Prozent der Bevölkerung das Gehirn an. Man könnte meinen, eine solche Meinungsmache sei die Folge des jahrelangen intensiven Weizenkonsums von Perlmutter, bevor er seine Erleuchtung hatte.

Machen Kohlenhydrate jünger?

Die Lustigs und Perlmutters dieser Welt mit ihrem profitablen Kreuzzug gegen Zucker und Weizen im Speziellen und den Kohlenhydraten im Allgemeinen diskriminieren wichtige Bestandteile einer ausgewogenen Ernährung, die dem Menschen seit Jahrtausenden erfolgreich lebensfähig gehalten hat. Mit lautstarken Anschuldigungen und windigen Heilsversprechen wird operiert, wo der aufmerksame Blick auf den komplexen Metabolismus des Menschen zeigen könnte, wie differenziert die Zusammenhänge des Lebens sind und welche große Bedeutung dabei Kohlenhydrate haben.

Nur ein Beispiel: Aktuelle Studienergebnisse legen nahe, dass ein Verzicht auf Kohlenhydrate keineswegs gesundheitsfördernd ist. Forschern der Universität von Sydney ist es gelungen, einen Zusammenhang zwischen der Ernährung und dem FGF21-Spiegel im Körper nachzuweisen. Diesem sogenannten „Jungbrunnen-Protein", Fibroblast Growth Factor 21 (FGF21), sind bereits im Jahr 2015 anhand von Untersuchungen der Yale Universität lebensverlängernde Fähigkeiten zugesprochen worden. So soll dieses Protein bildende Hormon beispielsweise eine wichtige Funktion beim Metabolismus von Glucose und Lipiden spielen. Es wird u. a. in der Leber produziert und regt in bestimmten Situationen die Verbrennung von Fetten an, um den Blutzuckerspiegel konstant zu halten. Außerdem soll FGF21 den Leistungsabbau des Immunsystems im Alter verlangsamen und auf diese Weise die Lebenszeit verlängern. Tatsächlich konnten die Forscher belegen, dass FGF21 in der Lage war, die Lebensdauer von Mäusen um bis zu 40 Prozent zu erhöhen.[26]

Laut den Studien der australischen Forscher, bei denen 25 unterschiedliche Diäten an Mäusen getestet wurden, wird ein Maximalwert an FGF21 mit Ernährungsformen erreicht, bei denen eine verringerte Proteinaufnahme mit einer erhöhten Kohlenhydratzufuhr verbunden wurde. Dieses Ergebnis spricht gegen die weitverbreitete Empfehlung vieler selbsternannter Ernährungspäpste, dass eine verstärkte Proteinaufnahme kombiniert mit einer reduzierten Kohlenhydratzufuhr für die Gesundheit vorteilhaft sei.

Aus einer solchen Studie soll nun nicht die Senkung von Proteinen und die Erhöhung von Kohlenhydraten in der Ernährung abgeleitet werden. An dieser Stelle soll das auf den Verzehr von Kohlenhydraten angewiesene „Jungbrunnen-Protein" lediglich die

Sinne für die Komplexität des Organismus schärfen und das Misstrauen gegenüber einseitigen Ernährungsempfehlungen stärken. Kohlenhydrate und speziell auch der Zucker tragen zur Verbesserung des FGF21- Spiegels im Organismus bei. Das ist ein Grund mehr, sich die Vorliebe für die süße Geschmacksnote nicht durch Ernährungs-Ideologen verderben zu lassen. Wer sich an einen ausgewogenen Ernährungs- und Lebensstil hält, muss bei einem Stück Schokolade, einem Stück Torte oder seinem Zucker im Kaffee kein schlechtes Gewissen haben. Das ist keine Sünde, sondern kann sich offenbar für den Körper positiv als Impuls für den internen Jungbrunnen auswirken. Ein positiver Impuls ist der Genuss wohlschmeckender Speisen ohnehin. Dieser Genuss macht sie, und das sollte man nicht unterschätzen, auch für die Psyche so wertvoll.

Führt Zucker zu Herz-Kreislauf-Erkrankungen?

Wir leben nicht nur in einer postfaktischen Zeit, in der die Tatsachen im Interesse der zeitgeistorientierten Meinungen unterdrückt werden. Kommunikation, und dieses Phänomen reicht von den Massenmedien bis zu den Segmenten der sozialen Medien, in denen sich Gleichgesinnte in ihren Vorurteilen und Urteilen gegenseitig bestätigen, findet in einer Halle des Echos statt. Von allen Wänden hallt mit geringen Modifizierungen in verschiedenen Varianten die ähnliche Botschaft, die damit zu einer prägenden Geräuschkulisse wird.

Zucker soll schlecht und für fast jede Krankheit verantwortlich sein. Der Begriff „Sweetheart" für jemanden, den wir lieben, wird neu interpretiert. Warum soll Zucker, wie immer wieder behauptet wird, nicht auch das Herz schädigen?

So sehr sich Wissenschaftler auch bemühten, mit Zucker die Triglyceridspiegel von Versuchstieren zu erhöhen (erhöhte Triglyceridwerte stellen ein Herz-Gefäß-Risiko dar, da sie eine Arteriosklerose fördern können), ließ sich nur dann der gewünschte Effekt zeigen, wenn die Versuchstiere bereits krankhaft veranlagt waren. Genauso enttäuschend für die Zuckergegner verliefen Stoffwechselexperimente am Menschen. Nur bei abrupter Umstellung auf eine saccharose- und fruktosereiche Kost stiegen die Triglyceridspiegel der Versuchspersonen stärker als beim Verzehr von Stärke. Als sensibler Versuchsparameter erwies sich allerdings die Versuchsdauer. Denn allem Anschein nach stellt sich der Körper nach einiger Zeit auf die veränderte Kost ein und fährt die Blutwerte wieder auf ihr ursprüngliches Niveau zurück. Die Natur siegt über das Studiendesign. Als die Teilnehmer der groß angelegten CARMEN-Studie (Carbohydrate Ratio Management in European National Diets) nicht nur – wie bei den meisten Versuchen üblich – einige Wochen beobachtet wurden, sondern über ein halbes Jahr, hatten sie trotz hohen Zuckergenusses keine erhöhten Triglyceridwerte. Im Rahmen derartiger Studien entpuppte sich übrigens fettarme Milch als gefährlichster Risikofaktor für Herzerkrankungen. Gleichzeitig verwiesen die Statistiken neben dem Zucker auch die tierischen Fette in der Risikoskala auf die hinteren Plätze.

Vom Jonglieren mit Zahlen abgesehen, gibt es bislang kaum prospektive Studien, die den Zusammenhang zwischen Zuckerkonsum und Herzerkrankungen untersucht haben. Einen Hinweis, dass Zucker in keinem Zusammenhang mit Herzkrankheiten steht, lieferte eine sechsjährige Beobachtung von 7.705 japanischen Männern, die den Zucker nicht als Risikofaktor ausmachen konnte. In die gleiche Richtung deutete eine Befragung von über 11.000 schottischen Männern und Frauen im Rahmen der Scottish Health Heart Study beziehungsweise MONICA-Studie.[27]) Die Autoren gingen besonders gründlich vor und differenzierten nach Effekten von natürlicherweise in Lebensmitteln enthaltener und zugesetzter Saccharose sowie Milchzucker. Ihr Ergebnis fassten die Wissenschaftler wie folgt zusammen: „Diese neuen Daten für unterschiedliche Zuckerarten stimmen mit der einhelligen Sicht überein, dass der Gesamtzuckerkonsum kein Kennzeichen für koronare Herzerkrankungen darstellt."

Mit ihrem nicht eindeutig nachvollziehbaren Studiendesign haben es aber auch die Schotten versäumt, harte Fakten vorzulegen und den Zucker somit ein für alle Mal von solchen Verdächtigungen freizusprechen. Wegen der mangelhaften Datenlage ist nach wie vor nicht abschließend geklärt, ob Zucker Herz-Kreislauf-Erkrankungen verursacht oder nicht, was den Ratgeberautoren natürlich entgegenkommt. Denn solange nichts eindeutig nachgewiesen worden ist, können sie immer noch den unbewiesenen Zusammenhang zwischen Herzerkrankungen und Zucker behaupten. Wahrscheinlich ist aber aufgrund der ausbleibenden Nachweise, dass Zucker unschuldig ist. „Sweetheart" darf also weiterhin als liebevoller und positiv besetzter Begriff verwendet werden.

Diätlimo als wahrer Risikofaktor für Herzinfarkte?

Haben Süßstoffe vielleicht etwas mit dem Herzinfarktrisiko zu tun? Zumindest lässt sich nach einer groß angelegten US-Studie über zehn Jahre mit über 2.500 Teilnehmern sagen, dass Zucker in Softgetränken das Risiko für Herzinfarkte und Schlaganfälle nicht erhöht, jedenfalls bei US-Bürgern in Großstädten nicht, um exakt die Studienbedingungen zu charakterisieren. Im Gegensatz dazu scheinen es die Light- und Diät-Softdrinks mit Süßstoff wohl zu tun.

Die im *Journal of General Internal Medicine* veröffentlichte Studie wurde von *Welt Online* am 31. Januar 2012 treffend und verständlich zusammengefasst:

„Wer täglich Softdrinks genießt, entwickelt unter Umständen ein erhöhtes Risiko für eine Gefäßerkrankung wie Schlaganfall,

Herzinfarkt oder eine tödliche Embolie. Dr. Hannah Gardener und ihre Kollegen von den amerikanischen Universitäten der Miami Miller School of Medicine und dem Medical Center der Columbia University in New York stellten den Kunst-Getränken solche gegenüber, die normal gesüßt waren. [...] Die Wissenschaftler untersuchten, wie oft die [Studienteilnehmer] die unterschiedlichen Erfrischungsgetränke konsumieren und wie häufig sie innerhalb von 10 Jahren einen Schlaganfall erlitten. Ihr Ergebnis: Die Menschen, die täglich Diät-Erfrischungsgetränke zu sich nehmen, haben ein um 43 Prozent erhöhtes Risiko, an Gefäßproblemen zu erkranken, als diejenigen, die auf Diätdrinks verzichten. In der Statistik wurde berücksichtigt, wenn die Untersuchten vorher schon Krankheiten wie das Metabolische Syndrom, Diabetes mellitus oder Bluthochdruck hatten. Das Gesundheitsrisiko war nicht erhöht, wenn die Probanden entweder ganz normal gesüßte Getränke oder nur mäßig Diätgetränke konsumierten – wobei „mäßig" bei den Forschern „zwischen einmal im Monat und sechsmal in der Woche" bedeutet."

Bei solchen Studien-Resultaten sind zunächst einmal Staunen und Neugier erlaubt, statt empfehlende Behauptungen. Auch nach diesen ersten Ergebnissen sind weitere Forschungen notwendig, denn die meisten Diätgetränke enthalten nicht nur Süßstoffe, sondern auch Zucker. Und sie enthalten außerdem nicht alle den gleichen Süßstoff und nicht die gleiche Zuckerart. Hier ist es wichtig, vorsichtig mit Behauptungen zu sein. Es drängt sich vielmehr die traditionelle Erkenntnis auf, am besten ausgewogen und in Maßen zu essen und zu trinken.

Krebs und Herzinfarkt sind für uns alle ein Schrecken, und wir sind deshalb sehr sensibel, wenn uns von scheinbaren Experten erklärt wird, wodurch diese Krankheiten ausgelöst werden könnten. Der Zusammenhang zwischen Krebs und Zucker wird dabei von einzelnen Protagonisten willkürlich hergestellt – weil

Krebszellen wie alle anderen Zellen auch Energie durch Kohlenhydrate wie Zucker verstoffwechseln können. Das allein aber genügt vielen Sachbuchautoren, um ihren Anti-Zucker-Büchern Nachdruck und Aufmerksamkeit zu verleihen. Auch dann, wenn sie sich dabei meist auf die immer gleiche Quelle stützen müssen, nämlich auf Kinderarzt Professor Lustig, dessen Thesen wie erwähnt Diätvermarkter offenbar im eigenen Interesse verbreiten. Eine seriöse Studie, wonach Zucker Krebs auslöst oder das Wachstum von Krebszellen fördert, existiert nicht.

Bei Herzkrankheiten verhält es sich ähnlich. Keine Studie beweist ein Risiko durch Zuckerkonsum. Im Gegenteil: Es gibt Untersuchungen, wonach ein normaler Zuckerkonsum für das Herz gesünder ist als der Umstieg auf andere Süßungsmittel – und wonach Fett hier ein möglicher Risikofaktor ist. Letzteres wiederum steht konträr zu den Thesen von Lustig und seinen Vermarktern.

Insgesamt ist also ein Konglomerat an Interessen und sich im Kreis drehenden Informationen entstanden. Der Verbraucher wird dadurch auf jeden Fall verunsichert, meidet Zucker vorsorglich und greift stattdessen zu Süßstoffen oder Fett. Er läuft damit in eine Falle, die ihm nicht nur den Genuss verwehrt, sondern ihm entgegen seiner Erwartung sogar steigendes Körpergewicht und Krankheitsrisiken beschert. Dass hier Verunsicherungsmechanismen befeuert werden, ist den Medien leider oft egal. Sie profitieren von reißerischen Behauptungen und Interviews gegen Zucker, die ihnen nachweisbar höhere Auflagen und Umsätze bringen. Ihre Leser, Zuhörer, Onlinenutzer und Zuschauer sind ihnen für diese „Aufklärung“ sogar dankbar und teilen und empfehlen die Berichte in den sozialen Netzwerken. Sie merken gar nicht, wie sehr sie mit alten, immer gleichen und teils sehr umstrittenen Informationen versorgt werden, und zwar nicht nur in Bezug auf reißerische Themen wie Sucht, Krebs und Herzkrankheiten. Auch bei den Themen Übergewicht und Karies, die üblicherweise mit

Zucker in Zusammenhang gebracht werden, sind unterschiedliche Interessen im Spiel, wird einseitig informiert und liegt die Wahrheit oftmals so ganz anders als uns vorgegaukelt wird.

KAPITEL 6

ZUCKER UND KARIES – EIN KLARER ZUSAMMENHANG?

Der Satz „Zucker verursacht Karies“ ist Standard in allen Kampfschriften gegen den Zucker. Und weil der Zusammenhang so selbstverständlich erscheint, wird er auch nicht mehr hinterfragt. Doch ganz so einfach ist die Sache mit dem Zucker und der Zahnfäule nicht. Schauen wir doch einmal tiefer in den Mund hinein. Die Entstehung von Karies hängt nachgewiesenermaßen von vielen Faktoren ab:

- Von der Art und Menge protektiver, also schützender Stoffe im individuellen Speichel sowie vom Speichelfluss. Speichel schützt die Zähne. Kein Wissenschaftler und auch kein Zahnarzt würde das bezweifeln.
- Von den nach der Mahlzeit im Mund verbleibenden Stoffen. Was wird sofort über die Speiseröhre direkt in den Magen befördert und ist somit unschädlich? Was bleibt an den Zähnen zurück? Dieser Faktor ist ebenfalls unstrittig.
- Von der Mundhygiene. Wie oft und vor allem wann werden die Zähne geputzt? Zu häufiges Putzen sowie Zahnpflege

kurz vor oder nach den Mahlzeiten haben eher negative Effekte.

- Von der Häufigkeit von Mahlzeiten und Zwischenmahlzeiten. Werden ständig Lebensmittel konsumiert, welche die Zähne angreifen können, bleibt zu wenig Zeit zur Regeneration durch den Speichel.
- Von der Zusammensetzung der konsumierten Lebensmittel bezüglich des Säuregehalts und damit des pH-Werts.
- Von der Zahnschmelzhärte, die sich im Laufe des Lebens verändert.

Bei so vielen fachlich begründeten Faktoren verwundert schon, dass es der Zucker sein soll, der den Zähnen Probleme bringt.

Unterschätzte Säuren

Letztlich werden die Zähne von Säuren angegriffen, was bedeutet, dass sich handelsüblicher Orangensaft als genauso viel oder wenig zahnschädigend erweist wie zuckrige Limonade. Der besonders säurehaltige Apfelsaft schädigt die Zahnschmelzoberfläche sogar stärker als Softdrinks, denn die in den Getränken enthaltenen Fruchtsäuren greifen den Zahnschmelz aggressiver an als Zucker, der von der Mundflora erst in Säure umgewandelt werden muss. Ganz allgemein gilt: Je niedriger der pH-Wert, desto aggressiver ist das Getränk für den Zahnschmelz.

Genuss ohne Reue: Pause nach dem Schokosnack

Die Zähne haben beim Umgang mit der Nahrung eine exponierte Stellung. Sie müssen alles zerkauen, an ihnen fließt alles vorbei. Schädlich ist deshalb zunächst einmal Dauerstress. Wer in kürzesten Abständen immer wieder etwas isst oder trinkt, sorgt für extreme Belastung im Mund. Dann hat der Speichel keine Chance, die sich bildenden Säuren unschädlich zu machen und den Zahnschmelz wieder zu mineralisieren. Es ist deshalb weniger schädlich, eine ganze Tafel Schokolade auf einmal zu essen und sich später die Zähne zu putzen, als den ganzen Tag permanent Bonbons zu lutschen und Limonade oder vermeintlich gesunde Fruchtsäfte zu trinken.

Auch das Putzen kann für die Zähne zum Stress werden. Das Timing entscheidet, weil säurehaltige Speisen kurzzeitig den Zahnschmelz erweichen. Wer in dieser Phase mit der Bürste scheuert, greift seine Zähne in einem sensiblen Zustand an. Besser ist es, sich den Mund erst einmal nur mit Wasser auszuspülen und eventuell Speisereste mit Zahnseide zu entfernen. Frühestens nach einer halben Stunde ist der Bürsteneinsatz sinnvoll. Auch bei der Mundhygiene gilt die Regel: maßvoll. Für Menschen, die zu oft und viel zu intensiv ihre Zähne putzen, geben Zahnärzte die Parole „Weniger ist mehr“ heraus. Das bedeutet, lieber nur ein- bis zweimal am Tag die Zähne gründlich zu putzen und dabei auch Zahnseide zu nutzen, als mehrmals oberflächlich zu schrubben und dabei dem Schmelz zu schaden.

Wir sollten die natürlichen Selbstheilungskräfte nicht stören. In dieser Zeit zwischen Mahlzeiten und Putzen kann genug Speichel gebildet werden, um die Säure zu neutralisieren. Ein Kaugummi kann die Speichelproduktion zusätzlich anregen. Auch Mundspülungen und Mundduschen sind sinnvoll. Natürlich ist es zudem wichtig, dem Körper ausreichend Fluorid zuzuführen, eine hochwertige Zahncreme zu verwenden und regelmäßig die Zahnbürste zu wechseln.

Studien, die den Zucker als Karies-Verursacher entlasten, gibt es reichlich. Eine Untersuchung aus Portugal mit 700 Schülern fand zwar eine Korrelation zwischen dem Konsum von Cola-Getränken und Karies. Der entscheidende Aspekt: Es machte keinen Unterschied, ob die Schüler Zucker- oder Süßstoff-Cola tranken.[28]

Demnach ist nicht der Zucker das Problem für den Zahn, sondern vielmehr die Säure. Denn Süßstoff, in dieser Studie wirkungsgleich mit Zucker, steht nicht im Verdacht, für Karies verantwortlich zu sein. Wissenschaftlich ist eindeutig nachgewiesen, dass die in der EU zugelassenen Süßstoffe nicht kariogen sind.

Säuren hingegen lösen Mineralien wie Kalzium und Phosphat aus dem Zahnschmelz. Die Schutzschicht wird geschwächt. Werden die Zähne nun geputzt, reibt die Putzbewegung mit oder ohne Zahnpasta den Zahnschmelz ab. Zahnärzte sprechen hier von Abrasion, und einmal abgetragener Zahnschmelz bildet sich nicht wieder neu. Es kommt also vor allem auf die Abfolge und bestimmte Rituale an, dann kann jeder das essen, was er möchte, ohne ein erhöhtes Risiko für seine Zahngesundheit in Kauf nehmen zu müssen.

Die einfachen Kausalitäten und Formeln, wie sie von den Zucker-Gegnern so gern verwendet werden, funktionieren auch bei der Entstehung von Karies nicht. Physiologische Prozesse sind komplex. Sicher kann auch Zucker wie viele andere Stoffe in der Nahrung am Zahn als „Milieubildner" für Kariesbakterien (Streptococcus mutans) von grundsätzlicher Bedeutung sein – so der Zahnmediziner Professor Dr. Thomas Attin von der Universität Zürich auf dem 15. Deutschen Kongress für Präventive Zahnheilkunde 2006 in Dresden. Der Kariologe untermauerte seine These anhand einer übergreifenden Metaanalyse mehrerer Studien. In diesen konnte jedoch kein unmittelbarer Zusammenhang zwischen Zuckerkonsum und Kariesentstehung nachgewiesen werden.

Professor Attin kündigte zudem einen Wandel in der Kariesforschung an. Während das Hauptaugenmerk der Forscher bislang auf einzelnen Mikroorganismen gelegen habe, würden künftig vermehrt individuelle Variablen einschließlich genetischer Faktoren untersucht. Unter anderem würden Zahnstellung, Zahnform, Speichel und Immunsystem der Betroffenen in moderne

Krankheitsmodelle mit einbezogen. In der wirklichen Wissenschaft ist es dann doch wieder einmal komplizierter als von den Zucker-Ideologen gedacht.

Früher gab es Karies

Sachliche Statistiken können die postfaktischen Behauptungen, wegen des Zuckerkonsums würden Kinder und Jugendliche bald zahnfrei ihr Leben fristen müssen, überzeugend widerlegen. Während der Achtziger Jahre des letzten Jahrhunderts hatten die 12-jährigen Kinder in Deutschland durchschnittlich sieben kariöse Zähne. Seither ist der Verzehr der angeblich verwerflichen Limonaden und Süßigkeiten eher gestiegen als gesunken. Was ist die dramatische Konsequenz? Heute sind es durchschnittlich 0,7 kariöse Zähne. Im August 2016 präsentierten die Bundeszahnärztekammer und die zahnärztliche Bundesvereinigung ihre Mundgesundheitsstudie. Die ernüchternde Zahl: 81,3 Prozent der zwölfjährigen Kinder sind kariesfrei.

Solche Fakten sollten den erklärten Zuckergegnern doch zu denken geben. Warum wollen sie mit Verboten, Wettbewerbsbeschränkungen und Strafsteuern Nahrungs- und Genussmittel regulieren, die erstens keinen begründbaren Einfluss auf eine Krankheit haben, die es zweitens trotz des Verzehrs dieser Nahrungsmittel kaum noch gibt? Realität kann erschreckend störend für Ideologien sein.

KAPITEL 7

MACHT ZUCKER ZUCKERKRANK?

Begrifflichkeiten können zu falschen Schlussfolgerungen führen. Genauso wenig, wie gelbe Limonade zu Gelbsucht oder intensives Wandern zur Wanderniere führt, verursacht Zucker die sogenannte Zuckerkrankheit: wissenschaftlich korrekt Diabetes mellitus genannt, was so viel wie „honigsüßer Durchfluss" bedeutet. Der Begriff „Zuckerkrankheit" rührt vom Blutzucker (Traubenzucker) her, der lebenswichtig ist. Der Blutzuckerwert bezeichnet die Konzentration an im Blut gelöstem Traubenzucker (Glukose). Diese Zuckerform stellt die Energieversorgung der Zellen sicher und wird aus vielen Lebensmitteln gewonnen, die wir konsumieren. Unter Einwirkung von Insulin aus der Bauchspeicheldrüse (Pankreas) gelangt die Glukose aus der Blutbahn in jede einzelne Zelle. In einer Kette von Reaktionen gewinnt die Zelle daraus die lebenswichtige Energie. Ohne das Hormon Insulin gelangt Glukose nicht in die Zellen und bleibt im Blut. Die Folge ist ein zu hoher Zuckerwert im Blut, während die Zellen mit Glukose unterversorgt sind. Das kann verschiedene Ursachen haben. Zum einen kann die

Unterfunktion der Bauchspeicheldrüse angeboren sein, in Kindheit oder Jugend auftreten oder durch einen krankhaften Untergang der insulinproduzierenden Zellen in der Bauchspeicheldrüse bedingt sein (Diabetes mellitus Typ 1 genannt). Bei Diabetes mellitus Typ 1 spielt Zucker auch nach Meinung der schärfsten Zuckergegner keine Rolle für das Entstehen der Krankheit.

Diabetes kann aber auch durch verschiedene Umstände im Laufe des Lebens hervorgerufen werden. Das ist dann der Diabetes mellitus Typ 2. Dass die Körperzellen auf Insulin immer weniger ansprechen, dafür können folgende Faktoren verantwortlich sein: genetische Veranlagung (Vererbung), Übergewicht und Bewegungsmangel. Bei Diabetes mellitus Typ 2 wird von Zuckergegnern gerne Zucker ins Spiel gebracht.

Weil also der Zusammenhang Zucker und Zuckerkrankheit vielen Zuckergegnern logisch erscheint, fehlt es nicht an Experimenten, um ihn belegen zu wollen. In der Tat gelang es, bei Ratten mit Saccharose eine krankhafte Insulinresistenz hervorzurufen – allerdings bekamen die Tiere dabei Futter vorgesetzt, das bis zu 72 Prozent aus Haushaltszucker bestand. Bei Studien am Menschen ließen sich diese Ergebnisse jedoch nicht mehr bestätigen. Abgesehen davon, dass niemand 72 Prozent seiner Nahrung in Form von Saccharose zu sich nehmen würde.

In einer schwedischen Fall-Kontroll-Studie war das Risiko, an Diabetes mellitus Typ 2 zu erkranken, umso höher, je mehr komplexe Kohlenhydrate (Vollkornprodukte, Hülsenfrüchte, Frischobst und Gemüse) gegessen wurden. Der Verzehr von Mono- und Disacchariden (Traubenzucker, Fruchtzucker und Milchzucker) hatte dagegen keinerlei Einfluss auf die Erkrankungsstatistik. Die Autoren erklären das Ergebnis damit, dass die Stärke aus den einzelnen Lebensmitteln als reiner Glukoselieferant die ß-Zellen der Langerhans'schen Inseln, die insulinproduzierenden Zellen in der Bauchspeicheldrüse, extrem fordert. Das muss nicht heißen, dass

Vollkornprodukte, Obst und Gemüse zu Diabetes mellitus führen, es bedeutet nur, dass Zucker noch hinter ihnen rangiert.

Mehr Zucker = geringeres Diabetes-Risiko?

Ein Zusammenhang zwischen dem Zuckerkonsum und Diabetes mellitus Typ 2 wurde trotz vieler Versuche bislang nicht wissenschaftlich belegt. Die Mehrzahl der entsprechenden Studien ergab sogar, dass der regelmäßige Zuckerverzehr vor der Diagnose eher gering war. Das heißt: Wer an Diabetes mellitus Typ 2 erkrankte, hatte zuvor eher unterdurchschnittlich geringe Mengen Zucker auf dem Speiseplan.

Im Rahmen der großen Women's Health Study in den USA, im April 2003 von der American Diabetes Association veröffentlicht, wurden insgesamt 38.480 gesunde Frauen sechs Jahre lang beobachtet. Während dieser Zeit manifestierte sich bei 918 Teilnehmerinnen ein Diabetes mellitus Typ 2, allerdings ohne einen statistischen Zusammenhang mit dem Zuckerverzehr erkennbar werden zu lassen. Bei Frauen mit normalem Blutdruck und Cholesterinspiegel korrelierte der Zuckerkonsum sogar invers – also umgekehrt – mit dem Diabetesrisiko. Der Zuckerkonsum „verhinderte" eine Diabeteserkrankung rein statistisch demnach eher. Im Februar 2007 publizierte auch die Deutsche Gesellschaft für Ernährung (DGE) eine solche Erkenntnis: „Die Datenlage spricht eher gegen die Vermutung eines direkten Einflusses [von Zucker auf die Entstehung von Diabetes]. Eine Vielzahl von Studien konnte keinen Hinweis finden, dass der Saccharosegehalt in der Kost das Diabetesrisiko beeinflusst. Beispielsweise war in der holländischen Zutphen-Studie an Männern im mittleren Lebensalter ein hoher Verzehr von Mono- und Disacchariden mit einem erniedrigten Auftreten einer gestörten Glukosetoleranz als Vorstufe eines Typ-2-Diabetesmellitus assoziiert." Also gilt auch hier: Je höher der Zuckerkonsum, desto geringer das Risiko, die Zuckerkrankheit zu entwickeln. Trotzdem ist es nicht sinnvoll, jeden Tag übermäßig viel Zucker zu verzehren. Aber eine normale Menge von rund 50 g am Tag ist sicher nicht bedenklich.

Fernsehsucht und Großstadtstress unter Verdacht

Wenn es aber nicht der Zucker ist, was führt dann zu Diabetes mellitus? Oft treten bei Diabetikern die Insulinresistenz, also das verminderte Ansprechen der Zellen auf Insulin bei Diabetes mellitus Typ 2, und Adipositas oder Übergewicht gemeinsam auf. Zahlreiche Studien deuten darauf hin, dass beide Symptome häufig die gleiche Ursache haben: einen erhöhten Cortisolspiegel. Dieser bezeichnet den Wert des in der Nebennierenrinde produzierten „Stresshormons" Cortisol. So hebt laut Untersuchungen vor allem häufiger Fernsehkonsum den Cortisolspiegel und erhöht damit das Risiko, an Diabetes mellitus zu erkranken.[29] An Männern, die wöchentlich über 40 Stunden vor dem Fernseher saßen, konnte ein nahezu dreifaches Diabetesrisiko gegenüber solchen beobachtet werden, die weniger als eine Stunde vor dem Fernseher verbrachten.

Aber auch bei solchen Studien sollte man nicht leichtfertig glauben, damit sei eine erschöpfende Antwort gefunden worden. 40 Stunden wöchentlich vor dem Fernseher sind 40 Stunden relativer Untätigkeit. Diese Zeit mit Sport statt mit Medienkonsum zu verbringen, wäre sicher eine Investition in die Gesundheit. Auf jeden Fall lassen solche Studien erkennen, dass kein einzelnes Nahrungsmittel der Schuldige ist, sondern eher der Lebensstil die Ursache mancher Übel.

Laut Forschungen der Universität Marburg, die 2014 veröffentlicht wurden, ist das stressreiche Leben in Städten ebenfalls ein Risiko für einen erhöhten Cortisolspiegel und damit auch für Diabetes mellitus. Die Forscher fanden im ausgesprochen bevölkerungsarmen Namibia mit wenigen Städten und wenigen Umzügen vom Land in die Stadt und umgekehrt ideale Laborbedingungen. Das Ergebnis der Untersuchungen bei der Stadt- und bei der Landbevölkerung lautete, dass rund 28 Prozent der Stadtbewohner an einem Diabetes mellitus oder einer anderen Stoffwechselerkrankung litten, im Gegensatz zu nur knapp 13 Prozent der Landbevölkerung. Gleichzeitig wiesen die Städter deutlich höhere Cortisolwerte auf als die Vergleichspersonen vom Land. Wer also dem Alltagsstress in Städten ausgesetzt ist und noch dazu viel fernsieht, ist wohl ein potenzieller neuer Diabetespatient.

Diätgetränke als Diabetesrisiko?

Im Februar 2013 wurden die Forschungsergebnisse der Psychiaterin Professor Dr. med. Dana Small von der Yale University veröffentlicht: Süßstoffe wie Aspartam seien viel intensiver „süß“ als Zucker. Dadurch würden sich die Geschmacksrezeptoren der Süßstoffkonsumenten derart verändern, dass gesunde Lebensmittel wie Obst nicht mehr als süß genug wahrgenommen und die Verwender der Zuckerersatzstoffe ihre Vorlieben nach immer kalorienhaltigeren und süßeren Lebensmitteln ausrichten würden. Dass dadurch das Risiko steigt, an Diabetes mellitus Typ 2 zu erkranken, fand zeitgleich auch Professor Dr. Susan Swithers von der Purdue University in West Lafayette im Bundesstaat Indiana heraus: „Eine Anzahl von epidemiologischen Studien zeigte, dass Menschen, die einen sehr hohen Verbrauch an Süßstoffen haben, ein erhöhtes Risiko für Typ-2-Diabetes und für Übergewicht besitzen.“ [30]

Bereits 2011 hatten Forscher des Health Science Center der University of San Antonio in Texas eine Langzeitstudie veröffentlicht, wonach die Konsumenten von Diätgetränken, also Erfrischungsgetränken mit Süßstoffen, nach über neun Jahren ihren Taillenumfang generell um 70 Prozent mehr vergrößert hatten als die Konsumenten von normal gezuckerten Softdrinks. Wer sogar mehr als über einen Liter Diätgetränke täglich konsumierte, hatte sogar 500 Prozent mehr Hüftspeckwachstum als die Zuckerlimotrinker aufzuweisen.

Das Fazit der Forscher lautete, dass sich das Risiko, an Diabetes mellitus Typ 2 zu erkranken, durch diese Gewichtszunahmen erhöhen kann. Daraus zu schlussfolgern, dass zuckerfreie Limonaden Diabetes mellitus provozieren, wäre eine weitere Fehlinterpretation der an Falschinformationen reichen Ernährungsaufklärung. Haben sich die Diättrinker vielleicht weniger bewegt, weil sie an die Segnungen des Hinweises Diät geglaubt haben? Haben die auf Zuckerersatzstoffe fokussierten Personen vielleicht auch Umstellungen der gesamten Ernährung vorgenommen, die einen insgesamt höheren Kalorienkonsum brachten? Wie fast immer bei solchen Studien bleiben mehr Fragen als Antworten.

Würde man in einer Beobachtungsstudie untersuchen, ob Menschen mit Hund seltener an Diabetes mellitus erkranken als solche ohne Vierbeiner, würde sich das wahrscheinlich bestätigen. Sie dürften durchschnittlich mehr Bewegung haben. Sie gehen selbst dann spazieren, wenn andere wegen des Wetters keinen Hund vor die Tür jagen würden und deshalb ruhig auf dem Sofa sitzen bleiben. Die Bewegung spricht für den Hund und gegen eine Erkrankung. Im Umkehrschluss zu behaupten, ohne Hund würde das Diabetes-Risiko steigen, wäre erstens übertrieben und zweitens falsch. Der individuelle Lebensstil prägt das Risiko. Der Hund kann dabei allerdings ein hilfreicher Partner des Menschen sein.

Zuckerverbot zurückgenommen

Mit der Kohlenhydratzufuhr hat die Entstehung von Diabetes mellitus also, wenn überhaupt, nur am Rande zu tun. Trotzdem erschien es jedoch über Jahrzehnte selbstverständlich, im Falle einer Diabeteserkrankung eine strenge Diät einzuhalten. „Diabetikerprodukte“ fanden sich in Supermarktregalen und Reformhäusern.

Das hat sich geändert. Bei Diabetes mellitus steht der Zucker nicht mehr auf der Verbotsliste für die Betroffenen. Entgegen der früher weitverbreiteten Meinung, Kohlenhydrate wie Zucker würden den Blutzuckerspiegel von Diabetikern schlagartig erhöhen, sieht man die Angelegenheit heute wesentlich entspannter. Entscheidend ist neben der Zusammensetzung der gesamten Mahlzeiten die individuelle Reaktion des Patienten, weshalb jeder Diabetiker individuell eingestellt werden muss.

Die Deutsche Gesellschaft für Ernährung musste etwa bereits im September 2002 bekennen: „Aus wissenschaftlicher Sicht kann das traditionelle ‚Zuckerverbot' in der modernen Ernährung des Diabetikers nicht mehr aufrechterhalten werden. [...] Internationale Fachgremien empfehlen, die Diabeteskost weitestgehend an die Ernährung des Gesunden anzugleichen.“ [31]

Entsprechend gibt es seit 2012 keine speziellen Diabetikerlebensmittel mehr, was der breiten Öffentlichkeit kaum bekannt ist. Die DGE gab dazu am 4. Dezember 2012 eine Presseerklärung ab:

„Mit der 16. Änderung der Diätverordnung wurde im Oktober 2010 die Diätverordnung dem aktuellen wissenschaftlichen Kenntnisstand angepasst und die Kategorie Diabetiker-Lebensmittel ersatzlos gestrichen. Im Oktober 2012 endete die Übergangsfrist von zwei Jahren. Nach Ablauf der Übergangsfrist können die nicht dieser Verordnung entsprechenden diätetischen Lebensmittel für Diabetiker bis zu ihrem Mindesthaltbarkeitsdatum abverkauft werden. Für Diabetiker gelten die gleichen lebensmittelbezogenen Empfehlungen für eine vollwertige Ernährung wie für die Allgemeinbevölkerung.“

Das heißt, dass Diabetikern eine vollwertige Ernährung inklusive eines normalen Zuckerkonsums empfohlen wird.

KAPITEL 8

SÜSSSTOFF ALS ALTERNATIVE ZUM ZUCKER?

Hier geht es nicht darum, Süßstoffe als Zuckerersatz zu verteufeln. Grundsätzlich muss jedoch festgehalten werden, dass Süßstoffe nicht alle Eigenschaften von Zucker haben und grundsätzlich Zusatzstoffe sind. Sie können eine Marmelade oder Konfitüre nicht wie Zucker haltbar machen, mit ihnen kann man nicht so gut backen wie mit Zucker, und der Geschmack ist natürlich auch anders. Es würde wohl kaum jemand behaupten, dass Süßstoffe besser schmecken als Zucker.

Das Argument, dass der moderne Mensch eigentlich gar keinen Zucker mehr braucht, weil genügend Ersatzstoffe zur Verfügung stehen, ist unzulänglich. Süßstoffe sind bei genauerer Betrachtung keine wirklichen Alternativen. Wo der Naturstoff Zucker klare Vorteile (Geschmack) und auch Nachteile (hoher Kaloriengehalt bei übermäßigem Verzehr) aufweist, haben die Ersatzprodukte einige versteckte Tücken. Dabei muss sich der Verbraucher selbst ein Bild davon machen, worauf er sich lieber einlässt. Es darf beispielsweise nicht vergessen werden, dass in den beliebten Süßstofftabletten, die es heute überall gibt, Milchzucker steckt – und der wird von vielen Menschen nicht vertragen.

Süßstoff und der Pawlow'sche Hund

Augen und Nase essen mit. Sie sorgen für die ersten Sinneswahrnehmungen von Genuss. Wenn uns das Wasser im Mund zusammenläuft, dann haben bereits der Anblick oder der Geruch von leckerem Essen dazu geführt, dass sich unsere Speicheldrüsen ohne Willensbeeinflussung selbstständig machen. Auch die anderen Verdauungsorgane im Körper beginnen schon vorsorglich mit ihrer Arbeit, bevor Lebensmittel im Magen oder Nährstoffe im Blut angekommen sind. Diese Erkenntnis verdanken wir dem russischen Physiologen Professor Dr. Iwan Petrowitsch Pawlow (1849–1936), der 1904 den Nobelpreis erhielt. Pawlow hatte an Hunden untersucht, welchen Einfluss das Nervensystem auf die Verdauung ausübt. Verknüpfte man zudem die Fütterung mit einem beliebigen anderen Signal, etwa mit dem Ertönen einer Glocke, genügte nach einer kurzen Lernphase allein der Ton, um die Verdauungsorgane bei den Hunden zu aktivieren. Damit war ein biologisches Grundprinzip entdeckt worden: der bedingte oder konditionierte Reflex.

Wenn Süßes die Zunge verwöhnt, reagiert der Körper möglicherweise automatisch, denn süßer Geschmack bedeutet in der Natur immer, dass nun Zucker folgt. Um den erwarteten Blutzuckeranstieg zu verarbeiten, könnte es sein, dass die Bauchspeicheldrüse sofort minimale Mengen Insulin ausschüttet. Diese reflektorische Insulinausschüttung ist ein typischer Pawlow'scher Reflex. Wissenschaftliche Studien konnten bisher zwar nicht nachweisen, dass durch den Konsum von Süßstoff Insulin ausgeschüttet wird, aber trotzdem erwartet der Körper Zucker – daran hat er sich schließlich im Laufe der Evolution gewöhnt. Den süßen Geschmack gibt es schon lange, Süßstoffe jedoch erst seit knapp 125

Jahren. Und es darf nicht vergessen werden, dass Süßstoffe nicht automatisch schlank machen. Sie sind kein Medikament, das das Gewicht senkt. Es sind einfach nur Substanzen, die süß schmecken. Und viele Menschen süßen ihren Kaffee oder Tee mit Süßstoff und essen anschließend – sie haben schließlich viele Kalorien eingespart – reichlich Torte. Nicht zuletzt deshalb haben wohl trotz steigendem Süßstoffverbrauch statistisch weder der Zuckerkonsum noch die Zahl der Dicken abgenommen.

Hungrig durch Saccharin?

Schon 1984 wiesen die US-Forscher Peter Rogers und John Blundell nach, dass Süßstoff unter dem Strich für eine höhere Kalorienaufnahme beim Menschen sorgt.[32] Untersucht wurde der Einfluss von vier verschieden gesüßten Joghurts auf die nachfolgende Nahrungsaufnahme und auf das Hungerempfinden der Versuchspersonen. Es gab Naturjoghurt, ungesüßten Joghurt mit Stärke, Joghurt mit Zucker und Joghurt mit dem Süßstoff Saccharin. Im Verlauf des Tages waren die Probanden nach der mit Saccharin gesüßten Variante am hungrigsten und aßen am meisten.

Am wenigsten wurde nach dem Verzehr der Joghurts mit Zucker oder Stärke gegessen, also nach den energiereichen Varianten. Auch die Gesamtenergieaufnahme inklusive Joghurt war nach Saccharin am höchsten. Rogers und Blundell schlossen daraus, dass nach dem Verzehr mit Saccharin gesüßter Lebensmittel nicht nur die fehlenden Zuckerkalorien kompensiert werden, sondern dass darüber hinaus der Appetit insgesamt gesteigert wird.

Für die kurzfristigen Auswirkungen auf den Hunger machten die beiden Forscher den süßen Geschmack verantwortlich, der via reflektorischer Insulinsekretion den Blutzuckerspiegel senkt. Da die Nahrungsaufnahme viele Stunden nach dem Saccharin-Joghurt immer noch erhöht war, vermuteten sie, dass Saccharin auch nach seiner Aufnahme im Körper noch längere Zeit in den

Stoffwechsel eingreift. Aber ganz sicher waren sie sich offenbar nicht, denn sie haben nicht vor dem Konsum von Süßstoff gewarnt.

Eine wichtige Erkenntnis lässt sich daraus auf jeden Fall ableiten. Zum Abbau von Übergewicht muss eine negative Kalorienbilanz erreicht werden. Dafür braucht es mehr als nur Süßstoff, der dann sogar kontraproduktiv zu einer insgesamt relativ höheren Kalorienaufnahme führen könnte.

Verkappte Arzneimittel

Was beim Thema Süßstoffe nicht jeder weiß: Viele dieser Zuckerersatzstoffe begannen ihre „Karriere" als Medikamente. So auch Saccharin, das ursprünglich zur Desinfektion und Konservierung verwendet wurde. Chemisch gesehen ist Saccharin ein Sulfonamid – eine Stoffgruppe, die vor allem als Antibiotikum Bedeutung erlangt hat.

Ähnlich ist es bei Aspartam. Auf die süßenden Eigenschaften dieses Stoffs stieß man zufällig bei der Suche nach einem Mittel gegen Magengeschwüre. Studien zeigten zudem, dass es auch als Schmerzmittel taugen könnte. Und der Zuckerersatzstoff Cyclamat wurde bei der Entwicklung eines fiebersenkendes Medikaments entdeckt. Süßstoffe zählen also zu den wenigen Ausnahmen einer wohlschmeckenden Pharmazie.

All diese Hintergründe und Zusatzeffekte sollten unter Süßstoffnutzern keine Panik hervorrufen, jedoch nachdenklich machen in Bezug auf das Schwarz-Weiß-Denken der Zuckergegner, also Zucker schlecht, Süßstoff gut, die Zuckerersatzstoffe um jeden Preis als einzige unbedenkliche Süße anpreisen.

Trendsüße aus Stevia

Auch der Süßstoff Steviolglycosid, eine sehr aktuelle Variante, ist alles andere als ein natürliches Süßungsmittel. Die von Biojüngern geradezu fanatisch verehrte Süßpflanze Stevia muss deshalb genauer betrachtet werden. Die Substanz Steviolglycosid wird in aufwendigen Prozessen von der pharmazeutischchemischen Industrie aus Steviablättern gewonnen. Von Natur pur keine Spur. Seit dem 2. Dezember 2011 sind Steviolglycoside als Lebensmittelzusatzstoff (Süßstoff) zugelassen. Die Pflanze Stevia darf in der EU weiterhin ausdrücklich nicht als Lebensmittel oder Süßungsmittel angeboten werden. Aber Steviolglycoside haben keinerlei Vorteile gegenüber anderen mehr oder weniger künstlichen Süßstoffen. Steviolglycoside sind mit der E-Nummer 960 zu kennzeichnen. Menschen, die auf ein natürliches Süßungsmittel ohne Kalorien gewartet haben, bleiben unbefriedigt. Steviablätter oder Granulate aus getrockneten Steviablättern dürfen weiterhin eben nicht als Süßungsmittel verkauft werden.

Die Steviapflanze (Stevia rebaudiana) ist eine blattreiche, krautige Pflanze, die in den Subtropen wächst, ursprünglich insbesondere in Argentinien, Brasilien und Paraguay. Inzwischen wird sie in Monokultur industriell in vielen Ländern Asiens angebaut. Die Blätter schmecken süß, da sie süß schmeckende Substanzen (Steviolglycoside) enthalten, die 200- bis 300-mal süßer sind als Zucker.

Wer bei Steviasüßstoff an Natur denkt, muss sich eines Besseren belehren lassen, denn Steviolglycosid-Produkte werden in der Chemieindustrie in aufwendigen und nicht gerade naturnahen Prozessen durch Extraktion aus den Steviablättern gewonnen mit anschließender Konzentrierung, Reinigung und meistens Sprühtrocknung. Ohne Lösungsmittel und andere Chemikalien, die Farbstoffe und weitere unerwünschte Substanzen aus dem Gemisch herausholen, funktioniert das nicht. Nach der Trocknung folgen die Mazeration, dann die Fällung und Entfärbung, der Ionenaustausch und eine mehrfache Kristallisation. Das getrocknete Extrakt aus der Chemiefabrik ist ein weißer bis leicht gelblicher, kristalliner, geruchsarmer, wasserlöslicher Puder.

Steviolglycoside aus den Laboren der Chemieindustrie bringen keinerlei Vorteile gegenüber bereits lange zugelassenen Süßstoffen. Einige davon haben ebenfalls eine rein natürliche Quelle. Dazu gehören Neohesperidin DC aus der Schale von Bitterorangen, Thaumatin aus der Katemfe-Frucht oder Aspartam aus zwei natürlichen Eiweißbausteinen. Auch das Argument, dass mit Steviolglycosiden kalorienfrei gesüßt werden könne, ist nichts als ein Marketinggag, denn alle Süßstoffe sind vollständig kalorienfrei oder praktisch kalorienfrei. Damit besteht bereits seit dem Jahr 1879, in dem der deutsche Chemiker Professor Dr. Constantin Fahlberg den Süßstoff Saccharin entdeckte, die Möglichkeit, kalorienfrei zu süßen.

Beim Süßstoff gibt es ähnlich wie beim Zucker viele unbewiesene und ungesicherte Behauptungen. Aktuellen Studienergebnissen zufolge sind Süßstoffe unbedenklich. Wer Süßstoff liebt und sich daran gewöhnt hat, der kann auch weiter diesen Zuckerersatz konsumieren. Aber Süßstoffe machen nicht automatisch schlank, denn sie sind keine schlank machenden Arzneimittel. In diesem Buch geht es um die Freiheit des Genusses, um die Mündigkeit des Einzelnen. Das gilt ebenfalls für Süßstoff, wenn der Verbraucher über die Hintergründe informiert ist und trotzdem seinen Konsum so fortsetzt, wie es der Körper verlangt.

Nach allen vorliegenden Erkenntnissen sollte sich jedoch niemand wundern, wenn der Süßstoff nicht zur vielleicht erhofften Gewichtsabnahme führt oder sogar das Gegenteil bewirkt. Wer Süßstoff als Alibi für übermäßiges Essen nutzt, wird eher zu- als abnehmen.

Auf jeden Fall ist Süßstoff geschmacklich nur annäherungsweise ein „Ersatz" für Zucker. Süßstoffe schmecken nie zuckersüß, und besonders der viel gelobte Süßstoff Stevia, genauer Steviolglycoside, hat einen eher unangenehmen Geschmack. Die Energie des Naturprodukts Zucker können und sollen die Süßstoffe nicht liefern. Und Kuchenbäcker oder Marmeladenhersteller können Süßstoffen sowieso nicht viel abgewinnen. Einen leckeren Biskuitboden kann man mit Süßstoff nicht zaubern, und eine Marmelade mit Süßstoff schmeckt nicht so gut wie die mit Zucker, und sie hält sich auch nicht lange.

KAPITEL 9

ÜBERGEWICHT DURCH ZUCKER?

Übergewicht und Adipositas werden fast immer in einem Atemzug mit dem Zucker genannt. Das hat sich seit Jahrzehnten eingeschliffen und ist aus den Köpfen nicht herauszubekommen, obwohl etliche wissenschaftliche Beobachtungen darauf hindeuten, dass der Konsum hoher Zucker- oder Kohlenhydratmengen nicht mit Übergewicht einhergeht. Den Zusammenhängen zufolge verzehren schlanke Menschen mehr Süßigkeiten als adipöse oder „normalgewichtige", während dicke Personen dafür mehr Fett essen als schlanke. Das bedeutet natürlich nicht, dass Übergewichtige ausschließlich wegen ihres Appetits auf Fetthaltiges adipös sind oder dass Schlanke dank ihres „süßen Zahns" keine Rettungsringe ansetzen. Womöglich ist der Appetit auf Süßes oder Fettes nichts anderes als ein Merkmal unterschiedlicher körperlicher Konstitutionen, also genetischer Prägungen und Veranlagungen.

Das deutsche Bundesforschungsministerium veröffentlichte dazu am 9. Januar 2015 die Mitteilung, dass es Forschungen unterstützt, um die Frage zu untersuchen, ob Gene als „die wahren

Dickmacher" auszumachen sind. Hintergrund dieser Erklärung ist ein Projekt Marburger Forscher. Diese haben Genmutationen gefunden, die dazu führen, dass sich das Körpergewicht drastisch erhöht. Sich dagegen zu wehren sei schwer. „Ich esse ganz wenig. Übergewicht liegt bei uns einfach in der Familie." Ist das eine Ausrede? Oder ist was dran an der Geschichte von den Genen, die dick machen? „Zu etwa 60 Prozent sind die Erbanlagen dafür verantwortlich, dass jemand Übergewicht entwickelt", erklärt Professor Dr. Johannes Hebebrand von der Universität Marburg. Mehrere Gene, die das Gewicht beeinflussen, sind bereits bekannt. Einige verursachen Übergewicht, andere halten dünn.

„Vor allem bei Menschen, die schon im Kindesalter starke Gewichtsprobleme haben, können oft genetische Faktoren die entscheidende Rolle spielen", so Hebebrand.[33] Mit Unterstützung des Bundesministeriums für Bildung und Forschung (BMBF) untersuchen er und seine Mitarbeiter bekannte Faktoren und sind auf der Suche nach neuen. Aktuell interessieren sich die Wissenschaftler besonders für einige Mutationen des MC4R-Gens. Etwa 2 Prozent der Menschen mit extremem Übergewicht zeigen solche Mutationen. Das MC4R-Gen liefert den Bauplan für den Melanocortin-4-Rezeptor (MC4R). Dieser kommt vor allem im Hypothalamus vor, einem Teil des Gehirns. Er beeinflusst den Energiehaushalt des Organismus und reguliert das Körpergewicht. Die Forscher wissen ziemlich genau, wie viele zusätzliche Kilogramm auf das Konto der Veränderungen des MC4R-Gens gehen: Ein 1,80 Meter großer Mann mit Mutation wiegt durchschnittlich 13 kg mehr als andere Männer; eine 1,70 Meter große Frau sogar 27 kg mehr als andere Frauen. Die betroffenen Menschen neigen zu Übergewicht, weil sie mehr Hunger haben und möglicherweise gleichzeitig weniger Kalorien verbrennen als andere.

Molekularbiologisch lässt sich das folgendermaßen erklären: Wird der MC4-Rezeptor aktiviert, sinkt der Appetit; gleichzeitig steigen Aktivität und Energieverbrauch. Durch die Mutationen des MC4R-Gens bildet der Körper zu wenige, gar keine oder falsch zusammengesetzte Rezeptoren, die nicht oder nicht vollständig aktiviert werden. Die Folge: Der Appetit steigt, und man verbraucht weniger Energie (Kalorien). Aber es gibt nicht nur MC4R-Genvarianten, die dick machen: Die Wissenschaftler haben im gleichen Gen die Bedeutung der Mutation I103 geklärt. Sie hilft, dünn zu bleiben. Personen mit dieser Mutation wiegen bei einer Größe von 1,80 Meter durchschnittlich 1,6 kg weniger als ihre Mitmenschen. Ihr Risiko, übergewichtig zu werden, ist um 30 bis 40 Prozent reduziert. Hebebrand geht davon aus, dass I103 im Gegensatz zu den übrigen MC4R-Genmutationen die Aktivität der Rezeptoren erhöht.

Die Bedeutung des MC4R-Gens und einiger anderer Gene für die Gewichtsregulation ist also weitgehend entschlüsselt. Hebebrand betont aber, dass neben Umweltfaktoren noch eine ganze Reihe weiterer Erbanlagen eine Rolle spielen dürften. Er ist überzeugt: „Das Gewicht ist bei Menschen nicht genormt. Wie bei der Körpergröße gibt es eine erhebliche Streubreite. Dafür sind zu einem großen Teil unsere Gene verantwortlich.“ Er bedauert, dass diese Zusammenhänge in der öffentlichen Diskussion vernachlässigt werden und auch manchen Therapeuten, die Übergewichtige betreuen, unbekannt sind. Zu selten wird zur Kenntnis genommen, dass stark Übergewichtige es wegen ihrer genetischen Veranlagung zum Teil kaum schaffen können, langfristig wesentlich dünner zu werden.

Soll das Abnehmen der genetisch so veranlagten Menschen trotz der Erbanlagen dauerhaft gelingen, ist vor allem eiserne Disziplin gefragt – in Bezug auf Ernährung, Stressabbau (Stichwort Cortisol) und körperliche Aktivität (Alltagsbewegung und Sport). Wem das nicht klar gesagt wird, der ist schnell entmutigt. Eine Folge sind frustrierende Hungerkuren, die oft das Gewicht sogar noch steigern. Hebebrand sagt dazu: „Wir sollten keine Hoffnungen wecken, die sich nicht erfüllen lassen. Wichtiger ist, dass auch stark Übergewichtige lernen, sich selbst zu akzeptieren."

Übergewicht als Evolutionsvorteil

Menschen, die aufgrund ihrer genetischen Veranlagung rasch zunehmen konnten, waren in der Menschheitsgeschichte lange im Vorteil. Denn wer in guten Zeiten ausreichende Fettreserven bildete, überstand auch Hungerperioden. In den Industrienationen hat sich dieser Vorteil umgekehrt: Die modernen Lebens- und Ernährungsgewohnheiten begünstigen Übergewicht, und gleichzeitig kommen Hungerperioden nicht mehr vor. Wozu brauchen wir heute noch Bäuche, wo wir doch Kühlschränke und Pizzataxis haben?

Gegen die These der globalen Fettleibigkeit durch Zuckerverzehr spricht auch eine andere häufige Beobachtung: Erhöhter Zuckerkonsum bringt fast immer eine geringere Fettzufuhr mit sich und umgekehrt. Der Mensch isst also tendenziell entweder gerne süß oder gerne fettig. Offenbar geht es dabei nicht nur um individuelle Vorlieben, sondern auch um einen unbewussten physiologischen Ausgleich. Wer jedoch vorsätzlich durch Crash-Diäten in diese fein abgestimmten Systeme des Körpers eingreift, kann nicht mehr auf ihre reibungslosen Funktionen vertrauen. Und genau da könnte es eine Verbindung zwischen Zucker und Übergewicht geben, wenn auch anders als erwartet.

Innerhalb der letzten zwei Jahrzehnte sind der mittlere BMI, der Taillenumfang sowie das Auftreten von Adipositas bei Erwachsenen in den USA, aber auch in Deutschland signifikant angestiegen. Besonders jüngere Erwachsene sind betroffen. Viele Fachleute sind mittlerweile zu der Überzeugung gelangt, dass es sich dabei um eine Folge der landesweiten Kampagne für eine fettarme Ernährung handelt. Hier liegt offenbar ein Mechanismus zugrunde, der auf psychischen Effekten beruht. Schließlich beeinflusst Fett ähnlich wie Zucker die Stimmung – nicht zuletzt deshalb sind Kombinationen von Zucker mit Fett in Form von Torten, Schokolade, Eis oder Desserts so beliebt. Wer bewusst weniger Fett isst, wird dessen Wirkung über den Verzehr anderer Nährstoffe kompensieren.

Viele Abnehmmethoden und kein Unterschied in Sicht

Über den Vergleich von vier geläufigen Diäten berichtete am 9. Mai 2007 das Online-Magazin der deutschen Wochenzeitung Zeit unter der Überschrift „Dick bleibt dick“: „160 übergewichtige Freiwillige [nahmen] vor einigen Jahren an der Bostoner Tufts University an einem Experiment teil, in dem sie per Zufallsprinzip einem von vier in den USA beliebten Abspeckkonzepten zugeteilt wurden. Ins Rennen gingen die Atkins-Diät, die auf viel Eiweiß und Fett, aber ganz wenig Kohlenhydraten basiert, dann die besonders fettarme Kost nach Ornish, das Abnehmprogramm der Weight Watchers, das mit Gruppendynamik und Punktesystem zu kleineren Portionen animiert, und schließlich die zone diet, bei der leicht verdauliche Kohlenhydrate und auch Zucker gemieden werden. Ein Jahr dauerte der Versuch, und am Ende lautete das magere Ergebnis: unentschieden. In jeder Gruppe hatten die Teilnehmer im Durchschnitt bescheidene zwei bis drei Kilo verloren.“

Sowohl bei Diäten, bei denen fast keine Kohlenhydrate inklusive Zucker gegessen wurden, als auch bei Abnehmprogrammen mit ordentlichem Zuckerkonsum blieb der erwünschte Effekt demnach aus. Offensichtlich sind ganz einfach die Menge – genauer, die Kalorienmenge – und das oft beschriebene Durchhaltevermögen relevant. Diejenigen, die hier abnahmen, bei den Durchschnittsberechnungen waren das natürlich nicht alle, müssten also ihr Leben lang weiter Diät halten, um nicht wieder zuzunehmen.

Das Fruchtgummi-Geschrei

Nach dem Überblick über die Wirksamkeit und Unwirksamkeit von Diäten, über die genetische Veranlagung des Menschen und die Gründe, warum Fettleibigkeit in der westlichen Gesellschaft um sich greift, schauen wir uns an, wie Zuckergegner in Bezug auf Übergewicht argumentieren und was wirklich dahintersteckt.

Im Jahr 2005 behauptete ein Fruchtgummi-Hersteller, dass seine Produkte „fettfrei" seien. Das verursachte in der Szene der Gesundheitsapostel einen Aufschrei. Massen von Verbrauchern würden zu diesen vermeintlich kalorienärmeren Leckereien getrieben, dabei enthielten sie doch offensichtlich Unmengen von Zucker, was ja noch viel schlimmer sei als Fett. Die Politik in Form des deutschen Verbraucherschutzministeriums solle hier sofort eingreifen.

Daraufhin fühlte sich das Bundesinstitut für Risikobewertung (BfR) unter dem Dach des Verbraucherschutzministeriums bemüßigt, die Sachlage klarzustellen: „Das BfR vertritt die Auffassung, dass nicht die Zufuhrmenge einzelner Makronährstoffe (Fett, Eiweiß, Kohlenhydrate) ausschlaggebend für das Risiko einer unerwünschten Gewichtszunahme ist, sondern die Energiebilanz insgesamt. Wer sich kaum bewegt, verbraucht weniger Energie und gerät bei gleichzeitig hoher Energiezufuhr schnell in eine positive Energiebilanz. Das heißt, wenn man seinem Körper über die Nahrung mehr Energie zuführt, als der Körper verbrauchen kann, nimmt man an Gewicht zu. Das BfR sieht daher kein spezielles Risiko für Fruchtgummi, durch den enthaltenen Zucker dick zu machen. Denn Fruchtgummi-Erzeugnisse weisen pro 100 g ähnlich hohe Energiegehalte auf wie andere Süßwaren. Das Risiko, durch unbegrenztes Naschen von Fruchtgummi an Gewicht zuzunehmen, ist daher ebenso groß wie bei anderen Süßwaren auch. Das BfR weist außerdem darauf hin, dass Werbeaufdrucke wie ‚ohne Fett' überflüssig sind und Verbraucher unter Umständen in die Irre führen, weil alle Fruchtgummi-Erzeugnisse in der Regel so gut wie kein Fett enthalten."

Das musste also einmal gesagt werden. Zu viel ist nie gut. Und ob nun Zucker, Fett, Eiweiß, Zucker/Fett oder Fett/Eiweiß – beim Energiehaushalt und demzufolge auch beim Übergewicht spielt es keine Rolle, ob alle zusammen in einem Lebensmittel verarbeitet werden oder nur eines. Zucker, so jedenfalls die Meinung des Bundesinstituts, ist an sich kein Dickmacher. Eine Kalorie ist schließlich eine Kalorie!

Auf jeden Fall stellt Übergewicht ein wirtschaftlich lukratives Geschäft dar – Diäten sind ein Milliardenmarkt. Entsprechend gehen vermeintliche Aufklärung gegen Zucker und geschäftliche Interessen häufig Hand in Hand. Beim Thema Übergewicht und Diäten kann der Verbraucher scheinbar kaum jemandem vertrauen – nicht einmal Ärzten und Professoren. Die möglichen Verquickungen hinter den Kulissen sind schwer zu durchschauen, weshalb die Diät- und Übergewichtsberatungsindustrie endlich transparent gemacht werden muss. Es muss klar aufgezeigt werden, wer mit wem kooperiert und welche Netzwerke einzelne „Experten" gesponnen haben. Ähnlich der Transparenzinitiative Lobbycontrol müssten hier alle Verflechtungen offengelegt werden. Nur so kann der Leser einschätzen, ob ein Buch über heilenden oder tödlichen Zucker herausgebracht wurde, um den Verbraucher vor Gefahren zu warnen – oder um Geschäfte mit überteuerten Nahrungsmitteln zu machen.

KAPITEL 10

WAHRHEITEN ÜBER ZUCKER

Wer sich heute auf die Suche nach Wahrheiten begibt, braucht Mut. Es gab Zeiten, da akzeptierten die Menschen noch das als „wahr“, was von Forschern in zahlreichen Studien über Jahrzehnte herausgefunden wurde und in der allgemeinen Diskussion als unstrittig galt. Unstrittig sind allerdings nur die wenigsten Wahrheiten, denn über die meisten Themen und Thesen streiten die Wissenschaftler untereinander aufs Heftigste. Zu fast jeder These gibt es eine Antithese. Wissenschaftler sind sich selten einig. Demzufolge würde es Sinn machen, zumindest das als Wahrheit anzuerkennen, bei dem sich alle einig sind.

Diese Zeiten sind jedoch vorbei. Heute profiliert man sich insbesondere in den Medien dadurch, dass man Wahrheiten nicht nur anzweifelt, sondern einfach eigene Wahrheiten erfindet. So ging es in einer Talkshow des deutschen Fernsehens im Sommer 2014 um das Thema gesunde Ernährung. Der Arzt und Medizinjournalist Dr. Werner Bartens stellte aufgrund seiner Recherchen fest, dass die Wissenschaft nicht in der Lage sei, eindeutig festzustellen, welches Essen gesund sei und welches nicht. Als Folge davon würden einfach Feststellungen in den Raum gestellt wie „Salz ist gefährlich“, „Fast Food schadet den Menschen“ oder „Fleisch soll man nicht jeden Tag essen“. Konsumverbote dieser Art sind laut Dr. Bartens willkürlich und halten einer wissenschaftlichen Nachprüfung nicht stand. Diese Botschaft hat er auch in einem seiner Bücher verarbeitet.[34] Es ist eine mutige Feststellung als Ergebnis seiner Suche nach Wahrheit – denn die Genussverzichtsprediger reagierten darauf wie von der Tarantel gestochen.

Auch die Schauspielerin Ursula Karven, die zu Gast in dieser Sendung war, regte sich über Bartens' Ausführungen auf. Sie wisse, was wahr ist, weil sie „es fühle“. Dafür hat die Wissenschaft einen Begriff erfunden: Placeboeffekt. Wenn ich nur fest genug an eine Sache glaube, dann wird sie auch funktionieren. Dieses Phänomen kennt man seit Langem, und es wurde im Zusammenhang mit Medikamenten eingehend untersucht. Manche Menschen, die glaubten, ein Medikament zu nehmen, das ihre Beschwerden mindert, fühlten tatsächlich eine Besserung. Obwohl das, was sie einnahmen, kein Medikament, sondern ein Lutschbonbon war. Ursula Karven glaubt, dass der Genuss von Gemüse sie leicht und sportlich werden lässt, während der Genuss von Fleisch träge und dick macht. Die Wahrheit sieht zwar nach übereinstimmender Meinung der Wissenschaft anders aus, aber der Glaube versetzt Berge.

Die Rolle der Moral

Das zweite Phänomen, das uns die Wissenschaft mit auf den Weg gibt, heißt Orthorexia nervosa. Das ist eine Krankheit, bei der die Betroffenen ein auffallend ausgeprägtes Verlangen danach haben, sich möglichst „gesund“ zu ernähren. Die amerikanische Psychologin Wendy Mogel hat schon 2001 in ihrem Buch „The Blessings of A Skinned Knee“ die Gewohnheit vieler Eltern analysiert, die Ernährung ihrer Kinder mit Argusaugen zu überwachen.

Wenn die Eltern zum Beispiel die Bissen angeblich gesunder Lebensmittel im Mund ihrer Kinder zählen, sei das eine Hauptursache dafür, dass Kinder Essstörungen entwickeln. Für besonders schädlich hält sie es, wenn individuelle Lebensmittel nicht nur als gesund oder ungesund, sondern darüber hinaus auch als moralisch gut oder schlecht kategorisiert werden. Wenn man die Frage nach einer gesunden Ernährung zur Unterscheidung von Gut und Böse heranziehe, werde sie – so kritisiert Mogel – zur „Ersatzreligion".

Der erst einmal einfach aussehende Plan, Ihnen als Leser die Wahrheiten über Zucker zu präsentieren, könnte also daran scheitern, dass viele von uns befallen sind von einer leichten Form der Orthorexie, beeinflusst durch die gebetsmühlenartig wiederholten Vorurteile und fehlgeleitet durch den Placeboeffekt.

80 Prozent der Menschen würden sich gerne besser ernähren, sagt uns eine der vielen Umfragen zum Thema. Dabei werden wir ohnehin unbestritten immer älter und bleiben immer fitter. Woher kommt trotzdem das schlechte Gewissen? Insbesondere das, was uns Freude und Genuss bereitet, ist scheinbar besonders verdächtig: Fleisch und Eier, Milch, Schokolade, Kuchen, Eis, Salz, Frittiertes oder Weißbrot. Doch für die Verbannung dieser schmackhaften Lebensmittel von unserem Speiseplan gibt es keinerlei wissenschaftliche Rechtfertigung. Man ist sich in Fachkreisen vielmehr einig, dass man essen und trinken darf, was man will. Die Dosis macht das Gift. Wer zu viel von einem Lebensmittel zu sich nimmt, hat fast immer mit negativen Auswirkungen zu rechnen. Das gilt sogar bei vielen Vitaminen und manchen Mineralstoffen, die ansonsten unser Immunsystem stärken können. Auch ein regelmäßiges Zuviel an Zucker ist selbstverständlich nicht empfehlenswert.

Braucht der Mensch gar keinen Zucker?

Es gibt bekanntermaßen einige Ernährungsmediziner oder auch solche, die es zu sein glauben, die den Zucker verteufeln. Ihr Hauptargument ist, dass viele Produkte, denen man es auf den ersten Blick nicht ansieht, jede Menge Zucker beinhalten. Gesundheitlich gesehen ist das Unsinn, sagen sie. Eigentlich brauche der Körper nämlich gar keinen Zucker.

Was passiert hier? Es wird uns ein X für ein U vorgemacht. Denn der Mensch braucht nachweislich Kohlenhydrate als Brennstoff beispielsweise für die Nervenzellen. Ohne Brennstoff würde unser Motor im wahrsten Sinne des Wortes absterben. Diese Nervenzellen können aber ausschließlich Zucker – genauer Traubenzucker – verbrennen. Wo der Zucker herkommt, ist unserem Körper ziemlich egal. Ob Brot, Kartoffeln, Nudeln oder Zucker – der Mensch kann alle Kohlenhydrate in die kleinsten Bausteine, also unter anderem in die Zuckerbausteine, zerlegen und als Energie und Treibstoff nutzen. Wer allerdings zu viel Energie aufnimmt, bekommt Fettpölsterchen; die Kohlenhydrate werden in Fett umgewandelt und lagern sich sozusagen als Vorrat an. Dabei muss beachtet werden, dass normale Mengen an Kohlenhydraten nicht in Fett umgewandelt werden. Andererseits kann der Organismus auch Glukose aus bestimmten Eiweißbausteinen herstellen – das sind die glukoplastischen Aminosäuren. Daran kann man bereits erkennen, dass Zucker wichtig ist.

Wer Zucker isst, dessen Gehirn schüttet das Hormon Dopamin aus. Dopamin signalisiert dem Körper ein gutes Gefühl. Schon sind wir wieder beim schlechten Gewissen. Wer darf sich eigentlich heute noch ein gutes Gefühl erlauben? Wirken nicht Suchtstoffe wie Nikotin oder Alkohol ähnlich? Da liegt der Schluss nahe: Zucker macht süchtig! Schaut ja auch fast so aus wie Kokain. Halt! Hier versteckt sich eine Wahrheit, jedoch eine andere als erwartet. Die Wissenschaft ist sich einig: Zucker kann keine körperliche

Abhängigkeit verursachen. Zucker als Opium fürs Volk funktioniert nicht. Wieso aber belohnt uns unser Gehirn, wenn wir Süßes essen?

Vorteil für den Urmenschen

Vor 100 000 Jahren gab es kaum zuckerhaltige Nahrungsmittel in der freien Natur. Weil aber Zucker ein guter Energielieferant ist und der Urmensch als Jäger Energie benötigte, stellte er seine Sinne darauf ein, Süßes schnell und möglichst sofort zu erkennen. Seine Zunge wurde sensibilisiert für süße Nahrungsmittel. Das war von Vorteil für die Urmenschen, da Zucker die notwendige Energie fast augenblicklich freisetzen kann und so das Überleben sicherte. Das Gehirn half zudem bei der Zuckersuche, indem es nach dem Auffinden und Schmecken ein gutes Gefühl erzeugte. Heute brauchen wir diesen „Suchmechanismus" für zuckerhaltige Nahrungsmittel natürlich nicht mehr, aber das gute Gefühl ist geblieben, der Evolution sei Dank. Alles, was süß schmeckt, ist dem Menschen also seit den Anfängen seiner Entwicklung lieb.

Das Belohnungszentrum des Gehirns war also der Nukleus für unser Überleben als Spezies. Denn ohne diesen Belohnungsmechanismus wäre auch der Lebenswille ausgeschaltet worden. Zugleich aber ist das System so raffiniert konstruiert, dass eine Abhängigkeit nicht entstehen kann.

Die Vorliebe für Süßes ist uns demnach angeboren. Weil es so wichtig war, Nahrung mit viel Energie zu erkennen, hat der Körper diesen Automatismus geschaffen. Zucker signalisiert evolutionsbiologisch zudem die Unbedenklichkeit eines Nahrungsmittels.

Wir werden durch Leptin gesteuert

Der Urmensch ernährte sich unregelmäßig. Nicht immer war seine Jagd erfolgreich, nicht immer fand er etwas zu essen. Dabei war er bei der Jagd meist weniger erfolgreich als beim Sammeln. Und wenn er etwas gejagt hatte, verdarb es schnell oder er konnte es mit seinem Gebiss nicht wirklich gut zerkleinern. Unsere Vorfahren waren sicher schon deshalb keine reinen Fleischfresser, sondern haben viel mehr gesammelt und sich von Früchten, Gemüse und Nüssen ernährt. Hunger war ein wichtiges Gefühl, das sie warnte, rechtzeitig Energie zuzuführen, um nicht zu verhungern. Genauso wichtig war es zu erkennen, wann man satt war, um nicht sinnlos hinter Beute herzujagen. Im Tierreich funktioniert das bis hin zu den großen Beutegreifern wie den Löwen. Einmal satt, gibt sich die Großkatze dösend der Verdauung hin.

In unserem Körper regelt seit Urzeiten ein Hormon Hunger und Sattgefühle. Das Hormon heißt Leptin und wird hauptsächlich von Fettzellen produziert. Es teilt dem Organismus mit, wann er hungrig zu sein hat, wann er Nahrung aufnehmen muss und mehr Fett produzieren sollte. Wir nähern uns dem Thema Essen also nicht „vernünftig", sondern hormongesteuert. Die Entscheidung zu essen ist größtenteils eine „Entscheidung" des Leptins und nicht nur des Verstands.

Wenn genügend Fett im Körper vorhanden war, signalisierte in grauer Vorzeit das Leptin: Nun ist es genug. Das war wichtig – heute ist das nicht mehr so. Der Körper hat gelernt, dass zu viel oder zu wenig Fett nicht mehr sofort eine Katastrophe bedeuten muss. Hunger- und Sattgefühl sind unwichtiger geworden. Wir essen gerne über den Hunger hinaus, weil es schmeckt, weil es Spaß macht, weil wir in netter Gesellschaft sind, weil wir die Rituale rund ums Essen und Trinken lieben. Es gibt viele Gründe. Der Zucker hat damit nichts zu tun. Es geht um die Ernährung an sich.

Vom Urmenschen zum Couch-Potato

Beeren, urwüchsiges Getreide, das Ur-Rind und wilden Honig für das steinzeitliche Buffet zu sammeln und zu jagen, war mit reichlich körperlicher Aktivität verbundene Mühsal. Mit körperlicher Aktivität und Anstrengung verbunden blieb der Broterwerb bis in die Neuzeit. Doch seit einigen Jahrzehnten ändern sich die Bedingungen. Maschinen und Computer reduzieren den körperlichen Aufwand in der Arbeitswelt. Fernseher und Videospiele schaffen eine neue Qualität der Freizeitgestaltung, in der die Finger für die Bedieneinheiten die oft am besten trainierten Körperteile sind.

Evolutionär waren wir Menschen auf die Bequemlichkeiten unserer Zeit nicht vorbereitet. Aber es bringt wenig, die uns von der Natur mitgegebene Muskulatur auf den Standby-Modus zu schalten und unser Leben aussitzen zu wollen. Aus faulen Couch-Potatoes werden rasch übergewichtige Zeitgenossen. Aktive Menschen sind selten dick und dicke Menschen selten aktiv. Das zumindest ist wissenschaftlich auf breitester Basis gesichert. Die meisten von uns können es sogar Tag für Tag an sich selbst erkennen und nachvollziehen. Für eine Gewichtszunahme ist weniger der Zucker zuständig, sondern die Tatsache, dass sich die meisten Menschen kalorienreich ernähren und sich immer weniger bewegen. Zudem spielen Vererbung und Stress eine wichtige Rolle. Letzterer hat viel mit dem Hormon Cortisol zu tun. Und Cortisol macht uns dick. Wer sich regelmäßig entspannt, nimmt leichter ab und hält das gesenkte Gewicht besser. Optimal ist es, autogenes Training zu erlernen und regelmäßig auszuüben, um den Stress abzuschütteln.

Unser Stoffwechsel wird also von vielen Variablen beeinflusst. Wie viel Zucker jeder höchstens verspeisen sollte, lässt sich nicht verallgemeinern. Das hängt vor allem davon ab, was er zusätzlich noch isst. Kohlenhydrate, Eiweiße, Fette – alle diese Nahrungsbestandteile sind im richtigen Maß gesund. Mit Kohlenhydraten, zu denen unter anderem Zucker gehört, kommt der Stoffwechsel gut klar. Problematisch wird es erst, wenn jemand von allem zu viel zu sich nimmt.

KAPITEL 11

DER VERBRAUCHER IST DER DUMME

Es ist eines der ältesten Kochbücher der Welt: Das rund 150 Jahre alte Praktische Kochbuch für die gewöhnliche und feinere Küche von Henriette Davidis aus dem Jahr 1845, in dem es um den billigen und kräftigen Mittagstisch ging und in dem der Küchenkalender für die Jahreszeiten die am besten geeigneten saisonalen Lebensmittel und deren Zubereitung beschrieb, ist kein Verkaufsschlager mehr. Weil es für die heutige Lebenssituation wenig Hilfestellung bietet. Schnell in der Mikrowelle zubereitete Speisen entsprechen eher dem aktuellen Anforderungsprofil in vielen Haushalten. Das für die deutsche Küche prägende Kochbuch der Henriette Davidis enthielt keine Nährwerttabellen, keine Aussagen zur prozentualen Deckung des Tagesbedarfs oder Angaben zu eventuell Unverträglichkeit provozierenden Elementen. Es beschrieb den sachgerechten Umgang mit Nahrungsmitteln und die Zubereitung guter Gerichte daraus. Dieses Wissen ist heute in vielen Haushalten leider nur noch rudimentär vorhanden. Es muss auch nicht mehr präsent sein, weil die Lagerung und Konservierung von Lebensmitteln aktuell anders gelöst wird als vor 150 Jahren. Diese wichtigen Aufgaben sowie die Zubereitung vieler Speisen und Nahrungsmittel werden heute von einer gut organisierten Nahrungsmittelwirtschaft übernommen.

Unsere in großer Vielfalt verfügbaren Lebensmittel haben einen hohen Sicherheitsstandard und eine große Transparenz. Beim Lebensmitteleinkauf steht dem Verbraucher eine Informationsfülle zur Verfügung. Zwischen dem rudimentären Wissen über ernährungsphysiologische Details und dem, was auf den Packungen an detaillierten Orientierungswerten angeboten wird, klafft allerdings eine große Lücke. Die Mehrzahl der Verbraucher kann die umfangreichen Angaben auf den Verpackungen kaum verdauen. Es sind Informationen im Überfluss. So ist, trotz dieser Sicherheit der Nahrungsmittel und ihrer Transparenz, der Verbraucher zunehmend unsicher. Seine Ängste resultieren aus einer permanenten Thematisierung der Ernährung, die vorgibt, schützend und aufklärerisch zu sein. Und aus einer regelmäßigen Skandalisierung durch die Medien sowie aus den Angriffen auf die Ernährungswirtschaft, mit denen sich Systemkritiker zu profilieren versuchen.

Bewährte Nahrungsmittel im Fokus

Aus der Verfehlung eines einzigen Produktionsbetriebs wird, auch wenn ein einzelnes schwarzes Schaf noch keine Herde macht, sofort ein Skandal mit der Forderung nach schärferen Kontrollen. Obwohl gerade die bestehenden Kontrollen die Verfehlung zutage gefördert haben. Die Angst vor vermeintlichen Giften in Nahrungsmitteln wird durch eine ständig in neue Minimaldimensionen vordringende Analytik, die auch vor ubiquitären, also überall und immer verbreiteten „Belastungen" nicht haltmacht, gefördert. Ideologen erfinden ständig neue Konjunkturen, mit denen bewährte Nahrungsmittel wie Eier, Milch (Milchzucker) oder Weizen (Gluten) als gesundheitsgefährdend oder gar todbringend diskreditiert werden oder Zucker einfach unreflektiert als Dickmacher abgestempelt wird. Speziell dann, wenn er in den Händen der Industrie ist oder von dieser in Tüten abgefüllt geliefert wird.

NGOs schüren Vertrauenskrise

Wir haben keine Qualitätskrise der Lebensmittel und keine Gesundheitskrise infolge der Ernährung. Wir haben eine durch Ideologen, Medien und die Politik gesteuerte Vertrauenskrise. Diese Vertrauenskrise beschädigt nicht zuletzt auch das Vertrauen in die Politik, weil der Verbraucher unterstellt, dass diese ihn zu wenig unterstütze. Angriffe sogenannter NGOs, also der nicht staatlichen und angeblich den Verbraucher schützenden Organisationen, auf die Industrie sind damit immer zugleich Angriffe auf den hier offenbar zu nachlässig kontrollierenden und regulierenden Staat.

Der aufgeklärte und mündige Verbraucher scheint eine Fiktion zu sein. Alle, die auf den Verbraucher einreden und ihn durch Verbote und Gebote schützen wollen, unterstellen ihm, er sei der Dumme, der vor feindlichen Attacken derer, die ihn versorgen, und vor seiner eigenen Unwissenheit geschützt werden muss. Die Intensität, mit der NGOs und Co. ihn „beschützen", entmündigt und verunsichert ihn. Er braucht in Wirklichkeit Schutz vor seinen Beschützern. Diese machen ihn krank, weil sie ihm seine Freiheit und Souveränität nehmen. Die Orthorexie ist eines der Beispiele für solche Krankheiten.

Ideologie schlägt Wahrheit

Auch wenn manche Ernährungspäpste heute glauben, im Besitz der köstlichen Wahrheit zu sein, hat es reichlich Wellen, Trends und vor allem Irrtümer in der Ernährungslehre gegeben. In den Siebziger- und Achtzigerjahren stand der Fettanteil in der Nahrung im Mittelpunkt. Die Fettreduktion sollte die Quote der Herz-Kreislauf-Erkrankungen senken. Low-Fat wurde modern und zu einem wichtigen Prinzip der Ernährung und damit auch der Produktion von „Light"-Nahrungsmitteln, die den Verbraucherwünschen gerecht werden sollten. Einen seriösen wissenschaftlichen Beleg für diese Richtlinien zur Fettreduktion gibt es bis heute nicht. Im Gegenteil. Die damals als Grundlage der Empfehlungen herangezogenen Studien hatten nur gesundheitlich vorbelastete Männer untersucht. In der Mehrzahl waren es Studien, in denen es um Sekundärprävention ging, also um die Ernährungsumstellung, um nach einer Erkrankung den zweiten Infarkt oder Schlaganfall zu verhindern. Ernährungsempfehlungen für Gesunde wurden aus Versuchen mit Kranken, denen die Umstellung übrigens nichts brachte, abgeleitet. Wo die wissenschaftliche Faktenlage zu dürftig ist, hilft der sogenannte Konsens in den Ernährungsfachgesellschaften.

Rund 40 Jahre wurde die Menschheit mit der unsinnigen Ernährungsempfehlung, die Cholesterinzufuhr auf ein Minimum zu begrenzen, in die Irre geleitet. Dadurch sollte das Risiko für Schlaganfälle und Herzinfarkte reduziert werden. Millionen von Menschen haben auf geliebte Frühstückseier und leckere Steaks verzichtet. Erst zu Beginn des Jahres 2015 wurde dieser Passus von den US-Medizinern ganz offiziell gestrichen. Er war definitiv falsch und ohne jede wissenschaftliche Grundlage. Ein nennenswerter Zusammenhang zwischen dem Cholesterin in Lebensmitteln und dem Cholesterinspiegel im Blut ist nach allen heutigen Erkenntnissen nicht vorhanden. Auch der tägliche Verzehr von Eiern schadet nicht. Im Gegenteil: Studien zeigen, dass das Lecithin im Eidotter den Cholesterinspiegel senken kann. Nun machen die Ernährungsexperten den schlichten, aber sicher erfahrungsgemäß nicht falschen Vorschlag, täglich mehr Obst und Gemüse zu essen.

Die den „Experten" glaubenden Verbraucher befolgen gehorsam neue Trends, fürchten sich vor „verbannten" Nahrungsmitteln und deren Inhaltsstoffen. Die den „Experten" nicht blind glaubenden Verbraucher warten darauf, dass sich der nächste Konsens der Fachgesellschaften als fundamentaler Irrtum herausstellt. Sie ernähren sich vernünftig und ausgewogen und machen damit intuitiv wohl alles richtig.

Zu jener Zeit, als die Bevölkerung fettarme Modediäten als richtungsweisend konsumierte, wurde der Begriff der Zivilisationskrankheiten geprägt. Bei diesem Terminus drängt sich die logische Ableitung auf, dass in der noch nicht so zivilisierten Zeit die Aussicht auf ein gesundes Leben größer war. In der Realität herrschte in dieser Zeit vor unserem heutigen reichhaltigen Nahrungsmittelangebot allerdings eher Mangel statt Überfluss. Dafür war das Leben deutlich kürzer. Welch ein Trost in harten Zeiten. Der Begriff Zivilisationskrankheiten lässt aber auch noch einen anderen Schluss zu. Die Krankheiten sind nicht der Ernährung geschuldet, sondern der Zivilisation, also dem Lifestyle.

Kriminalisierter Zucker

Was vor 40 Jahren das Fett und das Cholesterin waren, ist heute der Zucker. Die Schlagzeilen der Ernährungsideologen verderben uns den Appetit. Konkrete Beispiele: „Zucker ist Gift", „Zucker erhöht die Gefahr tödlicher Herzerkrankungen", „Täter Zucker", Zuckergetränke machen dicke Kinder", „Sterberisiko steigt mit dem Zuckerkonsum" oder „Die Zuckersteuer muss her". Aufwendige Forschung, wie das Leben verlängert werden kann, erscheint überflüssig. Wir haben die Lösung des Jungbrunnens: Wir lassen einfach den Zucker weg und erfreuen uns eines langen, genussfreien Lebens. Ohne jegliche Evidenz durch Studien hat wieder einmal ein Konsens die Hoheit über die Ernährungsempfehlungen gewonnen, die in diesem Fall allerdings eine verwerfliche Attacke gegen die heutige Ernährung und die dahinterstehende Lebensmittelproduktion darstellen. Die sich als Verbraucherschützer profilierenden Ernährungsfundamentalisten haben den Feind des Menschen definiert: Es sind angeblich die großen Nahrungsmittelproduzenten, die ihren Kunden aus unterstelltem Profitstreben nach dem Leben trachten. Sie werden mit einer vielfach populistischen Medienberichterstattung als die „Zuckermafia“ kriminalisiert. Die sich aufdrängende Frage, warum die Unternehmen ihre Kunden krank machen und damit als zahlende Verbraucher abschaffen wollen, bleibt unbeantwortet.

Die Freiheit des leckeren Essens

Ernährung ist nicht nur die Versorgung des Organismus mit Kalorien und relevanten Nährstoffen zur Aufrechterhaltung der Körperfunktionen. Ein wichtiger Aspekt ist die Lustbefriedigung durch Ernährung, zu der in allen Kulturen ganz besonders der Aspekt „süß“ zählt. Bei uns wird aus der Lust allerdings heute eine Last gemacht. Lustbefriedigung wird als Laster abqualifiziert, wenn es sich um wohlschmeckende Speisen handelt. Sauer und asketisch soll das Leben sein, am besten bitter oder zumindest geschmacksneutral.

Der als Kosename häufig verwendete Begriff „Süße“ soll zweifellos nicht signalisieren, dass es sich bei dem so bezeichneten Menschen um ein Krankheiten provozierendes Exemplar handelt, sondern vielmehr um einen Menschen, der eine positive Ausstrahlung hat, den man liebt und der einem guttut. Aber süß ist heute nicht mehr erlaubt. Süß macht, zumindest will man uns das glauben machen, krank und ist die Ursache vieler Übel. Allen täglichen Meldungen über unseren angeblich durch falsche Nahrung selbst verschuldeten Untergang zum Trotz steigt die Lebenserwartung jedoch kontinuierlich an. Aber das immer länger dauernde Leben soll kein dolce vita, kein süßes Leben mehr sein, sondern eine freudlose Zeit der Selbstbeherrschung und Disziplin.

Die Feinde des genussvollen Lebens sind zugleich die Feinde der Freiheit in unserer Gesellschaft. Die Feststellung: „Wer nicht genießt, wird ungenießbar“ wird Friedrich von Schiller zugeschrieben. Die Aussage beinhaltet mehr als nur einen Funken Wahrheit. Die bewährte Folge von Genuss ist Zufriedenheit. Es ist die durchaus archaische Bestätigung der Biologie des Menschen, dass er sich etwas Gutes getan hat. Heute stehen Genuss und Lebensfreude allerdings im Verdacht, den Menschen in Krankheit und Tod zu treiben und sogar die Existenz unserer Erde insgesamt zu gefährden. Der Luxus der Verfügbarkeit genussvoller Nahrungsmittel provoziert den Luxus, Mäßigung zu predigen. Enthaltsamkeit soll der wahre Genuss sein. Und diese Einstellung soll den braven Bürgern als Ausdruck sozialer Korrektheit eingebläut werden. Sie werden in die Freudlosigkeit hineinreguliert, weil die Vorschriften, Verbote und Empfehlungen das als verwerflich definieren, was Genuss, Freude und Vergnügen ausmachen kann. Der Kontrollwahn beherrscht zunehmend die Menschheit.

Hervorragende Zielgruppe: wir alle!

Ernährung steht dabei im Fokus, weil sie als existenzielle Voraussetzung des Lebens jeden betrifft. Ernährungsreglementierung hat also eine hervorragende Zielgruppe: uns alle. Wir alle sollen beherrscht werden. Die Regulation von Genuss ist eine Frage von Macht über Menschen. Weil Genuss sich Beschränkungen, Vorschriften und Verboten entzieht, ist er eine Variante der Ausprägungen von Freiheit und Selbstbestimmung.

Aber es gibt auch Zeichen der Hoffnung, dass die Menschen nach wie vor ihr Bedürfnis nach kulinarischen Genüssen ausleben wollen. Ein Tsunami von Kochsendungen hat die TV-Sender erfasst. Begründet hat dieses Genre vor rund 60 Jahren in Deutschland Clemens Wilmenrod mit seiner Sendung „Clemens Wilmenrod bittet zu Tisch“. Er war kein Koch, sondern Schauspieler. Mit der Begrüßung „Freunde in Lucullus“, einem die Hausfrauen bezaubernden Charme und einer guten Portion neuer Ideen kreierte er den Toast Hawaii und die mit Fleischsalat gefüllten Tomaten. Während der Fünfzigerjahre war das Nahrungsmittelangebot knapp. Fantasie war gefordert, um aus den verfügbaren Lebensmitteln schmackhafte Mahlzeiten zu zaubern, die zudem reichlich und kalorienhaltig sein sollten. Die nächste Generation der Fernsehköche arbeitete in der Wohlstandszeit der Siebziger- und Achtzigerjahre. Ausgewogene und kalorienbewusste Ernährung stand im Vordergrund. Dagegen sind die heutigen Kochshows zu Events geworden, bei denen das Erlebnis im Vordergrund steht. Die Bedingungen haben sich in Zeiten der Singlehaushalte, des Convenience-Food und der Mikrowelle gewandelt. Kochen ist das Mittel zum Zweck in einer sozialen Gemeinschaft. Gemeinsames Kochen und Genießen wird zu einem Katalysator für Geselligkeit und Kommunikation. Kein Miesepeter referiert dort über den „Tod durch Weizen", die „Vergiftung durch Zucker" oder ein von Histaminen freies Leben. Man isst all die schlimmen Dinge, genießt und fühlt sich wohl. Das ist eine wichtige Botschaft in Zeiten der Bedenkenträgervorherrschaft.

Allerdings gibt es auch Köche, die weniger auf kreative Saucen setzen, sondern sich als Ernährungs-Gurus profilieren. Sie versuchen, nicht am heißen Herd populär zu werden, sondern mit heißen Themen Popularität und damit wirtschaftlichen Erfolg zu erzielen. Zu den wohl bekanntesten „Ernährungswissenschaftlern" mit Küchen-Background gehört der Engländer Jamie Oliver. Er ist ein smarter Geschäftsmann. So sind Forderungen, den Zucker aus der Nahrung zu entfernen, ihn zu regulieren und mit Steuern zu bestrafen, zentrale Aspekte seiner lautstarken Aufklärung. Er will erst England retten und dann am besten die ganze Welt. Natürlich hat auch er keine geheimen Studien in seiner Kochbuch-Sammlung, die das begründen könnten. Aber sein Rezept geht auf. Seine Zucker-Hysterie hat ihn so populär werden lassen, dass seine Restaurant-Kette inzwischen internationale

Dimensionen annimmt. Sollte er zum Zeichen seines Erfolgs von Heraldikern ein persönliches Wappen entwerfen lassen, müsste im Zentrum ein Stück Würfelzucker stehen. Da dieses Rezept der Zucker-Agitation Bekanntheit und gutes Einkommen verspricht, versuchen in jedem Land Schmalspur-Oliver sich in analoger Weise zu vermarkten. Um es provokant auf den Punkt zu bringen: Diese Köche als ernährungwissenschaftliche Aufklärer sind mit Friseuren zu vergleichen, die wir um die Diagnose neurologischer Störungen bitten, weil sie uns am Kopf bearbeiten.

Die Ernährungsdogmatiker

Ernährung ist kein Zuckerschlecken. Sie ist zu einem Kriegsschauplatz von angeblich diätbewussten Trendsettern, Verzichtsextremisten, nahrungsmittelorientierten Moralaposteln und vor allem von Geschäftemachern geworden, die ohne wissenschaftliche Grundlagen abenteuerliche Heilslehren verkünden. Neue Ernährungsformen werden zu einer modischen Variante der Selbstkasteiung. Ein großer Teil heutiger Ernährungstrends zeichnet sich durch Verzicht aus. Das wahre und angeblich gesunde Gericht ist der Verzicht.

Mit einem geradezu überheblichen Anspruch auf Moral und ihren Glauben, die Welt retten zu wollen, verzichten dabei Veganer auf alles, was im weitesten Sinne vom Tier stammt. Diametral stehen ihnen die Anhänger der sogenannten Paleo-Diät gegenüber, die sich an ursprünglichen und durchaus steinzeitlichen Ernährungsformen orientieren, auch wenn heute niemand sicher weiß, was Menschen in der Steinzeit gegessen haben. Das, was die Natur vor der Kultivierung durch den Menschen hervorgebracht hat, ist Grundlage ihrer angeblich ursprünglichen Küche. Jeder hat ein Recht auf seine individuellen Vorlieben. Vegetarier sollen mit ihren Rezepten so glücklich werden wie die ovo-lacto-vegetabil Orientierten, die sich zumindest an Milch und Eiern erfreuen.

Der vegan lebende Mensch soll seiner Leidenschaft, so unnatürlich sie auch sein mag, in Ruhe frönen. Zu unerträglichen Mitgliedern der Menschheit werden sie und alle anderen Ernährungsfundamentalisten dann, wenn sie den moralischen Zeigefinger heben, für sich und ihre exotische Ernährung einen alleinigen Anspruch auf Humanität, Gesundheit und eine die Menschheit insgesamt erhaltende Zukunftsorientierung beanspruchen. Aus der defensiven Haltung der Andersartigkeit resultiert leider oft der Drang, die eigenen Präferenzen zum Prinzip aller machen zu wollen.

Für einen Aufstand gegen den Reduktionismus

Die neue Verzichtsmentalität ersetzt frühere Diskussionen über die Qualität von Austern oder die geschmacklichen Komponenten von französischem Rohmilchkäse. Wer heute in einem Tischgespräch sein hohes Ernährungsbewusstsein zur Schau stellen möchte, philosophiert mit einem rudimentären Halbwissen über laktosefrei, glutenfrei oder histaminarm. Missionarischer Eifer wird zur Profilierung der Persönlichkeit. Ernährung muss „frei von …" sein. Der Glaube reicht dabei oft aus, um sich gesünder und vitaler zu fühlen. Das Thema Genuss hat unter den Bedingungen des um sich greifenden Reduktionismus natürlich eine schwindende Daseinsberechtigung. Es sei denn, die Selbstkasteiung durch Spezialernährung vermittelt ihren Anhängern Genuss- und Glücksgefühle. Alle anderen, die sich ausgeglichen, bewusst und genussvoll ernähren wollen, sollten allmählich beginnen, für ihre Vorstellungen von Ernährung ebenfalls mit Überzeugung zu kämpfen, und sich nicht vom Tisch drängen lassen.

Die Ernährungsphilosophen, die am Tisch über Sünden und Perspektiven dozieren, haben selten recht. Viele angeblich bahnbrechende Ernährungsvorschläge basieren auf einem fatalen System des grundsätzlichen Irrtums. Eine Spezialernährung für kranke Menschen, die Fachleute als Diät bezeichnen, wird von ihnen als gesunde Ernährung für gesunde Menschen klassifiziert. Eine Laktoseintoleranz, also die Unverträglichkeit gegenüber Milchzucker, der im Darm mancher Menschen nicht aufgespaltet werden kann, ist keine gefährliche Erkrankung, sondern eine unangenehme Begleiterscheinung des Essens. Die relativ wenigen Betroffenen, die unter dieser Unverträglichkeit leiden, kennen ihr Problem. Die Mehrzahl der bei einem Café con leche über neue laktosefreie Produkte diskutierenden Menschen haben kein gesundheitliches Problem, sondern eine modische Überzeugung. Laktoseintoleranz ist in der Mehrzahl der Fälle eine Modekrankheit.

Nicht anders ist es mit den vermeintlichen Vorteilen einer glutenfreien Kost. An Glutenunverträglichkeit, der Zöliakie, leiden in Deutschland weniger als 0,1 Prozent der Menschen. Der schicke Austausch über glutenfreie Nahrungsmittel, deren Absatz rapide ansteigt, zeigt heute ein ebenso modisches Bewusstsein wie ehemals das Gespräch über neue Kollektionen von Jil Sander oder Gucci. Und dabei wird dann oft sicher auch noch das Gluten mit dem Glutamat, das ein Geschmacksverstärker ist, verwechselt.

Das Geschäft mit den trendigen Nahrungsmitteln, die frei von irgendetwas sind, ist lukrativ. Vielleicht würde ein auf dem Etikett als fettfreies Bier angepriesener Gerstensaft sogar den rückläufigen Absatz dieses nahrhaften Lebens- und Genussmittels stoppen können. Die Aussichten auf gute Umsätze ziehen auch viele Prominente magisch an, die als Testimonials die Konsumenten verführen wollen, ohne Histamin, Laktose und Gluten ein vermeintlich besseres und längeres Leben zu führen.

Lebensmittelallergien sind „hipp“

Die Horrorszenarien funktionieren durchaus. Eingebildete Kranke überschwemmen das Land. Wer heute nicht Allergiker ist, ist von gestern. Man greift zu glutenfreien Nudeln, verzichtet auf Erdbeeren und Nüsse und meidet Milch wie der Teufel das Weihwasser. Kuhmilch natürlich, denn Sojamilch scheint über alles erhaben. Von 13.300 befragten Berlinern klagten in einer von der Welt am 8. Juli 2014 zitierten Charité-Umfrage 35 Prozent über heftige Beschwerden nach dem Genuss spezieller Nahrungsmittel wie Milch und Brot – ein wissenschaftlich nicht nachvollziehbarer, extrem hoher Prozentsatz. Die Forscher fragten sich deshalb, ob die echten Allergien tatsächlich zunehmen oder ob Unverträglichkeiten eine Modeerscheinung sind.

Die meisten Selbstdiagnosen in dieser Befragung lauten auf Unverträglichkeit von Milchprodukten, genauer gesagt des darin enthaltenen Milchzuckers. Aber auch der Weizen in Pasta, Brot und Keksen liegt vielen angeblich schwer in Magen und Darm. Das Klebereiweiß Gluten aus dieser und anderen Getreidearten bekomme ihnen nicht, glauben und behaupten sie.

Das Leiden am Essen nimmt zu, und Forscher wollen herausfinden, woran das liegt. Die heikelste aller Fragen ist dabei, ob die Betroffenen überhaupt allergisch sind oder ob sie sich das womöglich nur einbilden. „Wenn die Beschwerden nach dem Essen auftreten, glauben viele, die Nahrung sei schuld. Aber ein zeitlicher Zusammenhang bedeutet noch lange keinen ursächlichen Zusammenhang“, sagt Allergologin Margitta Worm von der Charité. Nur 2 bis 3 Prozent der Bevölkerung leiden unter einer echten Nahrungsmittelallergie, stellt sie klar. Bei ihnen reagiert das Immunsystem, indem es spezifische, im Blut nachweisbare IgE-Antikörper bildet. Bestimmte Immunzellen, die TH2-Helferzellen, machen gegen einen oder mehrere Eiweißstoffe aus der Nahrung mobil und bekämpfen diese wie einen Krankheitserreger. Der Körper reagiert über.

Was ist allergisch, was unverträglich?

Mediziner können Nahrungsmittelallergien klar von Unverträglichkeiten abgrenzen. Bei Unverträglichkeiten finden Ärzte keine IgE-Antikörper. Nicht das Immunsystem dreht dabei durch, sondern die Verdauung. Bei der populärsten Unverträglichkeit, der Laktoseintoleranz, kann der Körper beispielsweise ein Enzym nicht in ausreichender Menge bilden. Ihm fehlt die Laktase, die den Milchzucker, also die Laktose, normalerweise zerlegt. Deshalb vermehren sich Bakterien im Dickdarm, die Gase produzieren. Der Bauch bläht sich, es schmerzt, und es kommt zu Durchfall durch den unverdauten Milchzucker.

80 Prozent der angeblichen Allergiker diagnostizieren ihre Beschwerden selbst. Geht es den Patienten besser, sobald sie das verdächtige Lebensmittel weglassen, schließen Ärzte meist auf eine Unverträglichkeit. Sie verlassen sich also meist auf die Wahrnehmung des Patienten. Objektiv diagnostiziert ist die Unverträglichkeit damit nicht.

Dass Ärzte die Diagnose nicht routinemäßig durchführen, liegt daran, dass der einzig verlässliche Test mühsam und unangenehm ist. Die Betroffenen bekommen in einer Klinik in ansteigenden Dosen entweder ein Placebo oder eben jenen Stoff, den sie mutmaßlich schlecht vertragen. Sie selbst wissen nicht, was sie gerade schlucken. „Dieser Test ist unbeliebt, weil er belastend ist", sagt die Allergologin. Deshalb hätten die wenigsten ihn je gemacht – „vielleicht ein Fünftel unserer Patienten".

90 Prozent liegen daneben

Doch auch ohne Test sind viele Patienten davon überzeugt, dass Verdauungsprobleme oder Fleckenbildung auf der Haut von einem Stoff aus der Nahrung kommen. Die Panikmache zeigt Wirkung. „Viele Gedanken kreisen heute um das Essen, deshalb explodiert die Zahl der Kochsendungen und boomen Diskussionen über gesunde oder vergiftete Nahrung“, erklärt der Berliner Allergologe Jörg Kleine-Tebbe vom Allergie- und Asthma-Zentrum Westend. Nur bei einem Zehntel der Patienten, die die Nahrung verdächtigen, lasse sich die Vermutung in Tests bestätigen. Neun von zehn Menschen liegen mit ihrer Selbstdiagnose daneben.

„Der Begriff Nahrungsmittelallergie muss für viele Beschwerden herhalten“, sagt auch Ernährungswissenschaftlerin Imke Reese aus München, die ebenfalls täglich von selbst ernannten Allergikern aufgesucht wird.

Herrschaft durch Ernährung

Jeder in den westlichen Industrieländern hat heute Zugang zu einer Grundversorgung in der Ernährung. Essen ist nicht mehr der existenzielle Überlebenskampf. Genussvolle Ernährung war in Zeiten beschränkter Nahrungsverfügbarkeit allein schon eine Frage des Hungers und des Verlangens nach erfolgreicher Sättigung.

Inzwischen ist er zumindest in unserer Gesellschaft eine Frage des Vergnügens. Dennoch ist Genuss nicht identisch mit Luxus. Er ist individuell. Der schlichte Satz „Geschmack ist verschieden“ charakterisiert die Individualität. Aber diese Individualität ist offenbar nicht gewünscht. Der persönliche Geschmack, der bei einer Vielzahl von Menschen mit dem Verlangen nach der Eigenschaft süß verbunden ist, soll egalisiert und normiert werden. Das ist ein Angriff auf die Persönlichkeit.

Ernährungsvorschriften sind ein Instrument der Herrschaft über Menschen. Alle Religionen kennen Regeln der Ernährung. Bestimmte Nahrungsmittel sollen bevorzugt werden, andere sind verboten oder geächtet. Religiöse Bräuche und Feste sind häufig mit gemeinsamen traditionellen Mahlzeiten verbunden oder in einigen Religionen sogar mit Schlacht- und Opferritualen. Je nach Religion und Klimazone liegt diesen religiösen Reglementierungen sogar ein Sinn zugrunde, beispielsweise in hygienischer Hinsicht.

Freiheit wird aufgegeben

Der Versuchung, durch Ernährungsvorschriften Kontrolle über Menschen auszuüben, kann sich auch die Politik nicht entziehen. Prohibition oder Steuern sind traditionelle Mittel, Genuss zu beschränken und Menschen zu disziplinieren. Diese Entwicklung schreitet voran. Wenn heute über Konsumlenkung diskutiert wird, zeigt sich, dass wir auf einem gefährlichen Weg sind. Das Meinungsklima in der Gesellschaft bietet dafür einen bedenklichen Nährboden. Eine wachsende Autoritätsgläubigkeit und die damit verbundene Forderung nach staatlicher Einflussnahme nehmen zu. Die permanenten Verunsicherungskampagnen gegen Ernährungsformen sowie gegen einzelne Nahrungsmittel respektive deren Bestandteile fördern Unsicherheiten. Reglementierung, die das Gefühl von Sicherheit vermittelt, scheint eine naheliegende Lösung zu sein. Dass damit in der Konsequenz Freiheit aufgegeben wird, dringt leider zu wenig in das Bewusstsein vor. Die Regulierung der Ernährung ist das Training der Einschränkung von Freiheiten. Wir können als Politiker testen, wie belastbar der Bürger ist, und üben mit ihm die Aufgabe von Freiheiten zugunsten eines Systems, das ihm seine Lebensweise vorschreibt.

Wenn die Politik über ein gesundes Maß hinaus regulierend eingreift, um die Verbraucher vor missliebigen Produkten, vor verführerischen Verpackungen oder vor unerwünschter Werbung zu schützen, fördert sie ein unsere freiheitliche Gesellschaft schädigendes Meinungsklima. Sie entmündigt den Verbraucher. Souveränität und Eigenverantwortung sind an den Wahlurnen erlaubt, und mit 200 PS darf der Bürger sich durch dichten Verkehr drängeln. Und nicht reglementierte Bankprodukte darf er kaufen, die ihn wirtschaftlich ruinieren können. Aber: Beim täglichen Lebensmittelkauf zwischen den Regalen mit ihren reichhaltigen und alle Präferenzen erfüllenden Produkten die richtige Entscheidung zu treffen, das wird ihm nicht zugetraut. Obwohl die

Informationsmöglichkeiten über die zu kaufenden Produkte noch nie so gut waren wie heute. Die Nahrungsmittelindustrie liefert auf den Verpackungen ihrer Produkte eine Fülle von Informationen. Dahinter bleiben die den Anleger umwerbenden Prospekte für Bankprodukte, die eigentlich das Alter sichern sollen, im Hinblick auf Transparenz und Zuverlässigkeit weit zurück.

KAPITEL 12

DIE REGULIERTE GESELLSCHAFT

Wir befinden uns auf einem gefährlichen Weg. Freiheiten werden in allen gesellschaftlichen Bereichen zunehmend beschnitten. Eine ganz besondere Ausprägung gibt es im Bereich der Ernährung, die nicht nur durch empfehlende Warnungen, sondern inzwischen in immer stärker werdendem Maße durch Verbote, Einschränkungen und Vorschriften reglementiert wird.

Dem pädagogischen Wahnsinn sind keine Grenzen gesetzt. Die West Australian Opera in Perth ist in ihrem kulturellen Bemühen um die Gesundheit der Menschen sogar auf die Idee verfallen, Bizets Oper Carmen vom Spielplan zu nehmen, weil besagte Dame in einer Zigarettenfabrik arbeitet und selbst zwischen ihren Arien raucht. Unter den Aspekten einer gesunden Ernährung sollten auch Werke wie Hoffmanns Erzählungen wegen des offenbaren Alkoholkonsums oder Falstaff wegen der nicht zu leugnenden Völlerei von den Bühnen dieser Welt verbannt werden.

In den oft auf der Seite des ideologischen Verbraucherschutzes stehenden Medien wird dann gerne die Frage gestellt, ob wir im

Kampf gegen Übergewicht und Wohlstandskrankheiten nicht endlich neue Gesetze brauchen. Es wird in dem Zusammenhang oft kritisch konstatiert, dass Zucker, das „leckere Gift", zwar nicht süchtig macht, aber Glücksgefühle auslöst. Nur: Warum sollten die Menschen nicht ein Recht auf Glücksgefühle haben? Von Werbeverboten bis zu Strafsteuern für wohlschmeckende und glücklich machende Produkte wird die ganze Palette regulierender Eingriffe gefordert, um den Verbraucher vor sich selbst zu schützen. Eine Ampel auf der Packung soll ihm signalisieren, ob er sich gerade in suizidaler Absicht ein Produkt kauft. Der Diskussion fehlt jede Sachlichkeit. Und die wissenschaftliche Begründung für das angebliche Gesundheitsrisiko des Zuckerverzehrs steht ohnehin aus. Aber das stört die Gegner nicht. Ideologie lebt von Überzeugungen, nicht von sachlichen Grundlagen.

Anfang der Fürsorgediktatur

Die Gesundheitspolizei will darüber wachen, dass die persönliche Vitalität als eine soziale Verpflichtung verstanden wird und dieser Pflicht angeblich widersprechende Handlungen verboten oder unter Strafe gestellt werden. Übergewichtige Menschen und Raucher sind ebenso potenzielle Belastungen unseres Sozialsystems wie schlanke, dynamische Radfahrer ohne Helm. Sportgegner, die langfristig zu einer Bürde der Krankenkassen werden könnten, werden als unerwünschte Kostentreiber dabei ebenso behandelt werden müssen wie die Fans von Risikosportarten, die beim Paragliding oder Base-Jumping unsanft landen könnten. Wie soll man Risikozuschlägen bei der Versicherung aus dem Weg gehen? Werden wir künftig mit Warnhinweisen konfrontiert, die das Steak als Mitverursacher des Klimawandels brandmarken, die auf Hamburger-Kartons den nahen Tod thematisieren oder die auf der Tafel Schokolade ein dickes Kind mit Karies abbilden? Mit dem Hinweis auf eine sozial verträgliche Lebensweise sind wir auf dem Weg in eine Fürsorgediktatur, die den Menschen ihre persönlichen Freiheiten nimmt. Dabei ist keineswegs geklärt, was eine sozial verträgliche Lebensweise ist. Verantwortungsvolle Wissenschaftler kennen das Problem. Die Dinge, die heute als gesund gelten, können durch neue Studienergebnisse morgen schon als Krankheitsrisiken erkannt werden und umgekehrt.

Für die angeblich schädlichen Bausteine in unseren Nahrungsmitteln – primär werden hier Zucker, Salz und tierisches Fett genannt – werden zusätzliche Steuern gefordert. Die Deutsche Diabetes Gesellschaft (DDG) votiert für eine zusätzliche Besteuerung angeblich ungesunder Lebensmittel. Weil die jahrelangen Appelle dieser Gesellschaft, beispielsweise mehr Sport zu treiben und auf das Gewicht zu achten, offensichtlich gescheitert sind, soll nun eine staatlich verordnete Preisbildung das Ernährungsverhalten verändern. Als richtungsweisende Initiative wird auf ein Land wie Dänemark verwiesen, das als erster Staat der Welt 2011 eine Steuer auf Fette in Lebensmitteln eingeführt hat. Es sollte dabei nicht unerwähnt bleiben, dass die Dänen ihre Fettsteuer inzwischen wieder abgeschafft haben, weil die Bevölkerung nicht auf die unter Steuerstrafe stehende Nahrung verzichten wollte. Man hat den Einkauf aus Kostengründen vor allem im nahen Ausland getätigt. Solche Sanktionen können den Kauf nicht verhindern, sondern im Gegenteil sogar noch fördern, weil sie neugierig machen. Die Prohibition während der Dreißigerjahre in Amerika bietet ein eindrucksvolles Beispiel solcher Erfolglosigkeit.

Irreführende Ampel

Die sogenannte Ampelkennzeichnung ist ein die Verbraucher gängelndes Projekt, das erwiesenermaßen keinerlei Nutzen für den Konsumenten hat. Die Festsetzung der Grenzen ist willkürlich. Man kann nicht Lebensmittel generell in „gut" oder „schlecht" einteilen oder in „Grün", „Gelb", „Rot". Das ist sogar irreführend und suggeriert eine gute oder eine schlechte Wahl. Dabei sind Menschen individuell und haben einen unterschiedlichen Bedarf. Für alte Menschen beispielsweise kann „Gelb“ oder „Rot“ die bessere Wahl, „Grün“ auf Dauer sogar gesundheitsschädlich sein. Wichtige Lebensmittel würden rote Stoppsignale erhalten, obwohl sie gerade wegen ihrer Nährstoffgehalte oder wegen anderer Inhaltsstoffe gesundheitsförderlich sind wie etwa Oliven- oder Rapsöl, Avocado, Makrele, Hering, Nüsse.

Schließlich wird behauptet, die Ampelkennzeichnung werde einen wichtigen Beitrag zur Bekämpfung von Übergewicht leisten. Übergewicht beruht jedoch maßgeblich auf genetischer Disposition, mangelnder Bewegung sowie sozialen und psychologischen Hintergründen. Die Rolle der Energiebilanz bei der Ernährung ist von entscheidender Bedeutung. Deshalb sind sich die Experten einig, dass eine Ampelkennzeichnung keinen Menschen schlanker oder gesünder machen wird. Sie wird nichts Positives bewirken.

Bei der Ampel geht es um eine politische und ideologische Abwertung von Lebensmitteln durch den alles regulierenden „Big Brother“. Dem Verbraucher wird suggeriert, er könne sich ohne weiteres Nachdenken gesund ernähren, wenn er nur möglichst viele Produkte mit grünen Punkten wählt. Das ist genau der Effekt, den Diktatoren und Missionare mit Freuden erzielen wollen. Und die Menschen fühlen sich betreut, umsorgt und sind dankbar. Oder sie werden frustriert sein. Der Mensch, der ausschließlich Nahrungsmittel mit grünem Punkt kauft, entspannt auf dem Sofa sitzen bleibt und seine grünen Produkte reichlich konsumiert, wird unter Umständen Gewicht zulegen. Und er wird sich dann fragen, was er falsch gemacht hat, wo er sich doch politisch korrekt ernährt hat.

Nicht jeder Unfug findet glücklicherweise Zustimmung in der Bevölkerung. Welchen Erfolg die Politpädagogen bei der Erziehung des Bürgers verbuchen können, zeigt der sogenannte „Veggie

Day", mit dem die politische Partei der Grünen in Deutschland für öffentliche Kantinen die Idee eines fleischlosen Tages pro Woche popularisieren wollten. Was die damalige Fraktionschefin Renate Künast und ihre Mitstreiter zunächst wegen der öffentlichen Diskussion freute, wurde zu einem Rohrkrepierer. Auch eine Verbotspartei hat nach der öffentlichen Kritik erkannt, dass besser ist, wenn künftig jeder wieder das essen darf, was er gerne essen möchte. Das ist gut, weil die Menschheit im Laufe der Jahrhunderte viele Erfahrungen gesammelt hat, wie sie sich ernähren möchte. Natürlich treten bei manchen Menschen dabei auch einmal Fehler auf. Aber diese kommen im Leben nicht nur beim Essen vor.

Menschenverachtender Ablasshandel

Der Versuch einer politischen Partei, in Deutschland den Veggie Day einzuführen, war eine misslungene Etappe. Das grundsätzliche Streben nach Bevormundung und Regulation bleibt. Eine von staatlichen Stellen definierte Ernährungssünde durch politischen Ablasshandel zu einer Steuersache zu machen ist grundsätzlich unsozial und zudem menschenverachtend. Durch die fiskalische Strafe wird der Genuss des betreffenden Lebensmittels für Geringverdiener selten oder nicht erschwinglich gemacht. Der Preis nimmt ihnen über die soziale Benachteiligung die Freude des Genusses mit dem platten Versprechen, damit ihr freudloses Leben zu verlängern. Die besser verdienenden Menschen werden, zumindest sollte man das annehmen, krank, siech und sterben, weil sie sich das unter Strafe stehende Genussmittel erlauben können.

Mit einem im Interesse seiner Bürger agierenden Sozialstaat hat das wenig gemein. Ein sozialer und menschenfreundlicher Staat hätte ein tatsächlich Krankheiten verursachendes Produkt eigentlich im Interesse seiner Bürger vom Markt nehmen müssen. Aber das bringt erstens kein Geld in die Kassen und würde zweitens wissenschaftlich fundierte Begründungen erfordern. Man müsste belegen können, dass Zucker, Salz und Fett tatsächlich die Ursachen des vermeintlichen Untergangs der Menschheit sind. Und wenn es diese Begründungen für ein Verbot, was wegen des natürlichen Vorkommens dieser schlimmen Substanzen ohnehin nicht realisierbar wäre, nicht gibt, bleibt bloß der kleine Dienstweg über das immer wieder diskutierte Strafsystem. Dafür lassen sich Statistiken oder Belege schon finden oder zumindest konstruieren. Es gilt das Prinzip, dass Politiker, die die Wissenschaft zitieren, sich wie ein Betrunkener an der Laterne verhalten. Sie suchen keine Erleuchtung, sondern Halt.

Die Politik zeigt eine Tendenz, sich mit den Scharfmachern, von denen sie selbst oft der Unfähigkeit und Tatenlosigkeit beschuldigt wird, zu verbrüdern. Sie arbeitet mit nur scheinbar logischen Schuldzuweisungen. Zucker macht dick und provoziert die Krankheit Diabetes mellitus. Fett macht fett. Lebensmittel werden klassifiziert und durch Regulation oder Steuern abgestraft. Der Katalog der Sanktionen ist lang. Damit stiehlt man sich aus der Verantwortung. Die Diskriminierung von Lebensmitteln und die Diskreditierung der angeblich für eine eigenverantwortliche Ernährung zu dummen Verbraucher sind einfacher als das Motivieren der Menschen, körperlich aktiver zu werden. Strafsteuern sind wirtschaftlich attraktiver für die Staatskasse als Investitionen in Freiräume für Bewegung. Schuldzuweisungen an die Lebensmittelwirtschaft sind praktischer als die Auseinandersetzung mit sich verändernden Lebensstilen. Alibiinitiativen wie Verbote und fiskalische Strafen lenken von den wirklichen Ursachen ab. Diese Ursachen zu bearbeiten kostet Geld und erfordert Strategie.

Die Politik blendet ihre Verantwortung aus

Politiker sind in der Regel nicht dumm. Sie haben allerdings eine selektive Wahrnehmung und suchen sich die Argumente heraus, die für den Staat preiswert sind und die eine angebliche Verantwortung auf den Verbraucher und die Nahrungsmittelindustrie abschieben. Natürlich wissen auch sie, dass die Packung Würfelzucker nicht die Sprengfalle unseres Gesundheitssystems ist. Nicht der Zucker lässt die Kinder dick werden, sondern eher der Computer, der einen extremen Mangel an Bewegung provoziert. Sie wissen, dass die Arbeitswelt erheblich bewegungsärmer geworden ist. Sie verstehen, dass Ernährungssünden durch ein sehr komplexes Bündel von Ursachen hervorgerufen werden. Es fängt im Babyalter an, geht über die arbeitenden Eltern, deren Kinder ihr Ernährungsverhalten oft selbst bestimmen müssen, und reicht bis hin zu einer dramatischen Bewegungsarmut in der Bevölkerung. Die Politik blendet diese realen Ursachen aus. Sie würde sonst selbst in die Verantwortung genommen werden. Viele Turnhallen sind geschlossen, weil das Dach undicht ist, der Sportunterricht an Schulen fällt in großem Umfang aus, und die Förderung für Sportvereine wird auf Sparflamme gehalten. Es helfen scheinbar logische und vor allem populistische Formulierungen, mit denen von Versäumnissen abgelenkt und die Schuld auf andere übertragen wird. Beispielsweise auf eine arglistige Ernährungsindustrie, deren Produkte gut schmecken, und auf deren Kunden, die sich mit diesen schmackhaften Produkten glücklich ernähren wollen.

Grenzenloser Missbrauch der Grenzwerte

In der guten alten Zeit, als die Nahrungsmittel direkt beim Erzeuger gekauft und selbst zubereitet oder haltbar gemacht wurden, war keineswegs alles besser. Wir wissen heute mehr über die Lebensmittel, ihre Inhaltsstoffe und die Ernährung. Maßgeblich dazu beigetragen hat die Analytik, die bis in den Bereich der kleinsten Spuren feststellen kann, was alles in einem Nahrungsmittel steckt. Das ist gut und trägt zum Schutz der Menschen wesentlich bei. Belastende Substanzen können beispielsweise durch Veränderungen der Produktionsprozesse vermieden werden.

Zugleich ist es aber auch in hohem Maße verunsichernd, wenn jedes gefundene Molekül zu einem Ernährungsrisiko skandalisiert wird. Wir müssen darauf achten, nicht den Triumph der Analytik über den Verstand zu erleben. Dann ist bald niemand mehr bereit, wegen der krebserregenden polyzyklischen, aromatischen Kohlenwasserstoffe, wegen Acrylamid und der heterozyklischen, aromatischen Amine an einem gemütlichen Grillabend teilzunehmen.

Ständig neue Warnungen vor in Lebensmitteln gefundenen Substanzen, die zumeist als krebserregend eingestuft werden, sind oft Warnungen vor sogenannten ubiquitären Stoffen. Diese Ubiquität ist auch das eigentliche Problem der angeblich schädlichen Substanzen, die den Menschen in seiner Ernährungsgeschichte immer schon begleitet haben. Wir lebten zufrieden, weil wir nicht wussten, dass im gesunden Glas Milch, in der Tasse mit belebendem Tee oder in der schmackhaften Kartoffel angeblich der Tod lauert. Erst die kontinuierliche Perfektionierung und damit Verfeinerung der Analytik hat unser drohendes Ende offenbar werden lassen. Heute messen wir in ppb, also parts per billion oder zu Deutsch Teilen pro Milliarde. Das ist der Nanobereich und damit die Zahl 10 hoch –9, eine Zahl mit neun Stellen hinter dem Komma. Auf die Milch, den Tee oder die Kartoffel bezogen ist dieser Wert eigentlich ohne jede Relevanz. Aber der Analytiker platzt vor Stolz, wenn er einen Stoff in dieser Größenordnung hat nachweisen können. Wer dann tatsächlich 40 Jahre lang täglich 12 kg Kartoffeln zu sich genommen hat, muss bei den in ppb gemessenen Substanzen ernsthaft um seine Gesundheit fürchten. Ein mit modernster Analytik eindeutig nachgewiesenes Molekül macht in der Regel keinen Sinn. Den Verbraucher jedoch macht die Nachricht nervös.

Wie wenig Rücksicht auf die Realität genommen wird, zeigt das Beispiel eines dem Verbraucherschutz verbundenen Magazins, das vor Jahren die Bundesbürger mit der Nachricht in Panik versetzen wollte, dass in Mineralwässern „natürliche Strahlung“ enthalten sei. In dem Eifer, die Auflage mit einer Horrormeldung in die Höhe zu treiben, verstieg sich die Redaktion zu der Feststellung, dass in Deutschland bedauerlicherweise noch keine Grenzwerte für natürliche Strahlung existieren. Wie auch? Es ist eben die natürliche Strahlung, unter deren Bedingungen sich die Evolution vollzogen hat und die man nicht „ausblenden“ kann. Doch wenn es den eigenen Zielen dient, wird auch die Natur mit ihren natürlichen Belastungen infrage gestellt. Mit dem Anspruch, die Verbraucher schützen zu wollen, wird die Evolution als fehlerhaft kritisiert, um notfalls selbst die Natur durch Grenzwerte in den Griff zu bekommen.

Spielkonsolen machen dick

Die Warnung vor Zucker, Salz und Fett geht in die falsche Richtung. Wir haben andere Probleme als die grundlegenden Bestandteile der Ernährung, die uns seit Jahrhunderten erfolgreich begleitet haben. Auf jeder Spielkonsole, auf jedem Laptop oder Smartphone müsste der Hinweis angebracht werden: „Kann zu Übergewicht, Diabetes mellitus und weiteren Folgeerkrankungen führen.“ Mit dieser Warnung wären wir näher an der Realität, weil diese ständigen Begleiter des täglichen Lebens zu einer kontinuierlich sinkenden Mobilität in der Gesellschaft beitragen. Ein Lichtblick: Der Kinderschutzbund NRW stimmt nicht in den Chor der Ernährungspolizei ein. Er schiebt die Schuld für die Zahl der übergewichtigen Kinder nicht leichtfertig auf Hamburger und Schokolade, sondern bezeichnet sehr deutlich die wahre Ursache, die eben nicht nur das Gewicht betrifft, sondern auch die mangelnde körperliche Fitness, die Zunahme von Haltungsschäden bis hin zu geringerer körperlicher und geistiger Leistungsfähigkeit. „Es ist der Mangel an Bewegung in der modernen Durchschnittskindheit, der als Hauptursache für die Zunahme von Übergewicht bei Kindern angesehen wird. So bewegen sich sechs- bis zehnjährige Kinder durchschnittlich nur noch eine Stunde am Tag und konsumieren stattdessen immer mehr elektronische Medien."

Wir können den Mangel an Bewegung jedoch nicht dadurch kompensieren, dass wir auf eine ausgewogene Energiezufuhr verzichten. Sogar für die stundenlange Bearbeitung von Spielkonsolen wird Zucker gebraucht, weil unser Gehirn davon lebt. Und selbst geistlos erscheinende Spiele mit Pumpgun und Granaten erfordern zumindest gute Reaktionszeiten. Unterzuckerte Gehirne können diese nicht gewährleisten.

Für Mediziner und speziell Kinderärzte sollte eigentlich nachvollziehbar sein, dass Schokolade, Limonaden und Hamburger nicht zu mangelnden motorischen Fähigkeiten und zu Haltungsschäden führen können. Es ist der Triumph des Gesäßes über die Bewegung. Die Zunahme der Haltungsschäden parallel zum Gewichtsanstieg verdient in diesem Zusammenhang Beachtung. Soll das auch der Zucker sein? Doch wohl nur dann, wenn Eltern ihre Kinder zwingen, täglich Zuckersäcke zu schleppen. Realistischer ist die Beobachtung einer stundenlangen gebeugten Laptop-Haltung oder des Liegens vor dem Videospiel zu Lasten körperlicher Aktivität, die Skelett und Muskulatur stärken würde. Es war sicher nicht der Zucker, wenn wegen der Folgeerscheinungen bei den Erwachsenen in einigen Jahren Orthopäden und Physiotherapeuten Überstunden machen müssen.

Die HELENA-Studie (Healthy Lifestyle in Europe by Nutrition in Adolescence) – ein von der EU gefördertes Projekt, das von Mai 2005 bis April 2008 in zehn verschiedenen Ländern der EU (Belgien, Deutschland, Frankreich, Griechenland, Großbritannien, Italien, Österreich, Schweden, Spanien und Ungarn) durchgeführt wurde – zeigt, dass Jugendliche in Europa im Durchschnitt neun Stunden pro Tag sitzen. Das entspricht mehr als 70 Prozent ihrer Wachzeit.

Mit eindimensionalen Kausalitäten kann es im Leben so schön einfach sein. Zucker und Fett machen dick. Dann muss man diese beiden Übeltäter regulieren, besteuern oder verbieten und hat danach eine schlanke, vitale Bevölkerung. Nur stört die Wirklichkeit leider das bequeme, weil eindimensionale Weltbild derjenigen, die im Fett und speziell im Zucker den Feind des gesunden Menschen sehen wollen. Die Beharrlichkeit, mit der wissenschaftliche Erkenntnisse zur Erforschung der Ursachen von Übergewicht ignoriert werden, ist beeindruckend. Genetische Studien haben gezeigt, dass bei Menschen das Körpergewicht zu 60 bis 80 Prozent durch genetische Faktoren erklärt werden kann und damit in hohem Maße erblich bedingt ist. Dazu kommen Belege, dass der sozioökonomische Status ein relevanter Faktor für das Gewicht ist und in diesem Kontext Kinder mit Migrationshintergrund häufiger übergewichtig sind als ihre Altersgenossen. Solche Erkenntnisse sind zwar nicht das, was man heute unter politischer Korrektheit versteht, aber sie bilden nun einmal die Realität ab. Eine zu kurze Schlafdauer, die einerseits appetitanregende Hormone steigen und andererseits Sättigung fördernde Wirkstoffe im Körper absinken lässt, scheint einen Einfluss auf das Gewicht zu haben. Wenn Wissenschaft nicht lügt, so muss man sie verleugnen.

Für die Zuckergegner ist klar: Eine falsche Ernährung, in der Zucker der schlimmste Übeltäter ist, produziert Übergewicht und die damit verbundenen gesundheitlichen Risiken. Das lässt sich leicht behaupten, jedoch nicht belegen. Zahlreiche Studien zeigen im Gegenteil, dass die Energieaufnahme in der Bevölkerung während der letzten Jahre keineswegs gestiegen ist. Die Ernährungsberichte der Deutschen Gesellschaft für Ernährung (DGE) stellen seit vielen Jahren eine – wenn auch nur leicht – zurückgehende Kalorienaufnahme fest. Die Energiezufuhr ist weder bei Kindern noch bei Erwachsenen größer geworden.

Ein Volk von Bewegungsmuffeln?

Niemand wird bestreiten, dass die Zahl der übergewichtigen Kinder und Jugendlichen während der letzten 30 Jahre gestiegen ist. Laut der Studie zur Gesundheit von Kindern und Jugendlichen in Deutschland, KIGGS genannt, sind rund 15 Prozent der 2- bis 17-Jährigen übergewichtig und davon etwa 6 Prozent fettleibig. Damit schneidet die junge Generation erheblich besser ab als die Erwachsenen im Alter von 18 bis 79 Jahren, von denen über die Hälfte als übergewichtig und davon fast ein Viertel als fettleibig gelten. Der für derartige Messungen herangezogene Body-Mass-Index steht allerdings in der Kritik. Die Normierung durch den BMI ist Herrschaft und Diskriminierung zugleich. Damit wird über schlanke und dicke, über gesunde und kranke, über willensstarke und willensschwache Menschen entschieden. Bei einer Messung nach diesem Standard können selbst durchtrainierte Sportler vielfach als übergewichtig gelten. Der BMI, das Körpergewicht dividiert durch das Quadrat der Körpergröße, ist deshalb wegen seiner fest definierten Grenzwerte umstritten. Viel Muskelmasse, höhere Knochendichte, stärker ausgebildete Knochen oder breite Schultern können eine eigentlich normalgewichtige Person wegen des hohen BMI als übergewichtigen Menschen klassifizieren.

Sind wir ein Volk von dicken Menschen? Ein Spaziergang durch die Stadt zeigt überraschend viele Passanten mit normaler Figur. Wir stehen also nicht am Rande des Abgrunds zur Fettleibigkeit, wie uns zahllose Ernährungskritiker ständig glauben machen wollen. Die schweren Körper, deren Zunahme statistisch dennoch erkennbar ist, sollen zwar nicht auf die leichte Schulter genommen werden, diesen Trend zum Übergewicht jedoch Zucker und Fett anlasten zu wollen, das kann man als gezielte Irreführung des Verbrauchers bezeichnen. Jeder Erwachsene vermag an seiner eigenen Geschichte – erst recht dann, wenn er die Lebenssituation seiner Eltern einbezieht – erkennen, dass sich die Welt radikal verändert hat. Vor 20 und mehr Jahren spielten die Kinder stundenlang auf der Straße, hüpften herum, steigerten ihre Frequenz im Seilchenspringen, bolzten mit dem Fußball auf der Wiese oder tobten als Indianer und Cowboys durch die Büsche.

Allein oder in Gruppen spielende Kinder sind aus der Öffentlichkeit fast völlig verschwunden. Das liegt nicht nur daran, dass die Freiräume für eine bewegungsfreudige Kindheit, also Straßen, Plätze und Wiesen, weniger geworden sind. Auch die Tagesabläufe haben sich geändert. Früher kamen die Kinder mittags nach Hause, um nach dem Essen und den Hausaufgaben ausgiebig Zeit zum Spielen mit Freunden zu haben. Heute wird die Zeit anders genutzt. Fernsehen, Internetsurfen, Computerspiele und die virtuose Bearbeitung von Smartphones und Videogames dominieren die Freizeit. Mögliche Folgen sind nicht allein Übergewicht und Stoffwechselerkrankungen. Wer bloß auf die Waage schaut, erkennt nicht die Realität. Unter dem Ruhezustand des Körpers beim Sitzen leidet ebenfalls die Konzentration. Die geringer werdende Aktivität kann zu größer werdender Aggressivität führen. Dem Knochenstoffwechsel, der durch Bewegung aktiviert wird, fehlen die notwendigen Impulse. Der Bewegungsapparat wird geschwächt, und Haltungsfehler treten vermehrt auf. Die Ursachen für diese komplexe Problematik sind nicht einzelne Nahrungsmittel. Es ist der Triumph des Sitzens über die Bewegung, unter dem wir heute zunehmend leiden.

Dieser Lifestyle betrifft alle. Die Lebenssituation der Erwachsenen unterscheidet sich nicht grundsätzlich von der durch das Sitzen geprägten Welt der Kinder. Zahlreiche Berufe, die mit harter körperlicher Belastung verbunden waren, existieren nicht mehr. Die Automation in der Arbeitswelt hat dazu geführt, dass bei vielen Tätigkeiten der früher selbst Hand anlegende Arbeiter heute mit einer Maus vor dem PC sitzt. Und wenn man mit den Kindern schon in der Freizeit keine Radtour mehr macht, will man doch auf jeden Fall mit ihnen bei einem Videospiel im Wettstreit stehen. Gemeinsames Sitzen ist zur Beschäftigung der ganzen Familie geworden.

Wie sehr das durch Technik geprägte Sozialverhalten unser Leben beeinflusst, zeigt die Herausbildung einer Vielzahl neuer Leiden. Dass die neuen Kommunikationsmittel Bewegung verhindern, ist das eine, aber dass sie sogar krank machen, ist neu.

Ärzte beobachten weltweit eine überdurchschnittliche Abnutzung der Halswirbel. Ursache ist offenbar der permanent gesenkte Blick aufs Handy. Der Verband deutscher Betriebs- und Werksärzte (VDBW) warnt daher vor dem „Handy-Nacken". Und noch mehr Krankheiten entstehen. Einige Beispiele: die Smartphone-Akne, der Handy-Ellbogen oder der SMS-Daumen.

Die Schutzmafia

Differenzierung ist die notwendige Voraussetzung einer Betrachtung der Organisationen, die von sich behaupten, sie würden sich um das Wohl der Menschen, das Überleben der Menschheit und die langfristige Existenz des Planeten verdient machen. Die Nichtregierungsorganisationen, die NGOs, die sich vor allem für soziale und umweltpolitische Ziele engagieren, sind wichtige Initiatoren und Regulative der Gesellschaft. Sie sind in ihrer Vielzahl legitime Repräsentanten einer außerparlamentarischen Opposition, mit der sich Interessengruppen der Entwicklung von solchen Projekten verschrieben haben, die sie durch die Regierungsaktivitäten nicht ausreichend verfolgt sehen. Eine im Grunde gute Sache.

Die Akzeptanz solcher Organisationen ist beachtlich, weil die Menschen deren Ziele als verantwortungsvoll bewerten, weil sie sich durch NGOs vertreten sehen wollen und sie deshalb durch Spendenbereitschaft unterstützen. Es ist eine im Prinzip demokratische Form der Finanzierung, weil die Initiativen nicht durch staatliche Stellen, sondern durch die freie Entscheidung der Menschen, die sie umwerben und die sie mit ihren Projekten gewinnen wollen, gefördert werden.

Diesen Organisationen grundsätzlich gute Absichten zu unterstellen, wäre allerdings leichtfertig. Sie sind nämlich gleichzeitig auf die Akquisition von Geld ausgerichtete Erwerbsbetriebe. Das ist zunächst einmal nicht verwerflich. Sie brauchen Geld, um beispielsweise Wale auf hoher See mit kostspieligen Aktionen zu schützen und deren Bedrohung als Thema in die Medien zu bringen, was ihnen wieder die Plattform für weitere Spenden liefert. Andere investieren viel Geld und die Arbeit ihrer Helfer in soziale Projekte, um nachhaltige Landwirtschaft in bisher ausgebeuteten Regionen zu fördern und damit Folgen von Armut wie beispielsweise Kinderarbeit abzubauen. Es sind ehrenwerte Initiativen mit einem hohen moralischen Anspruch, denen Geld von Menschen zur Verfügung gestellt wird, die sich mit diesen Zielen identifizieren können.

Grundsätzlich problemfrei sind solche Organisationen nicht. Sie vertreten nicht automatisch Interessen, die gut sind. Hinter zahlreichen Organisationen stehen klare Intentionen, Märkte oder Strukturen radikal zu verändern. Es gibt Organisationen, die ihre maßgeblichen Geldgeber auf keinen Fall transparent machen würden. Dennoch gelten sie als Organisationen der guten Menschen, die sich allerdings damit der Kritik entziehen. Deshalb gelingt es ihnen, die Meinungen in der Öffentlichkeit gravierend zu beeinflussen. Und hier liegt das hohe Risiko, dass demokratisch nicht legitimierte Institutionen in der Wahrnehmung und Glaubwürdigkeit die demokratisch legitimierten Institutionen dominieren. Es sollte nie vergessen werden, dass NGOs für die Demokratie auch Trojanische Pferde sein können, die von den Medien mit Vorliebe auf den Marktplatz der Meinungsbildung gezogen werden.

Mit der Spendenfreudigkeit von Menschen Geld zu verdienen, ist aber auch ein Geschäftsmodell, das Schutzorganisationen provoziert, die damit das Auskommen oder die Profilneurosen ihrer Akteure finanzieren. Ein eindrucksvolles und die Ernährungsdiskussion in Deutschland prägendes Beispiel, das inzwischen auch in Frankreich und den Niederlanden auf einem internationalen Weg ist, heißt Foodwatch. In leitender Funktion bei einer internationalen, verantwortungsvollen Organisation wie Greenpeace lernte Thilo Bode die Prinzipien kennen, mit denen er sich mit einer eigenen Organisation selbstständig machen konnte, und gründete Foodwatch. Dort machte er aus fantasievollem Protest auch hartes Geld. Das Rezept ist nachvollziehbar. Man definiert einen Bereich, in den man nicht viel investieren muss, weil er durch staatliche Kontrollen bereits bestens besetzt ist. Man achtet darauf, dass Sensibilitäten in der Bevölkerung meinungsstark aufgegriffen und Ängste durch einfache Argumentationen geschürt werden können und dass sich ein klares Feindbild entwickeln lässt. Ohne viel Fantasie landet man dann bei einer selbst ernannten Organisation zum Schutz des Verbrauchers vor der Ernährungsindustrie. Irreführend ist nur der Subtitel „die Essensretter". Sie retten das Essen nicht – sie wollen es uns offenbar vermiesen. Allerdings sind sie auch keine Verbraucherretter, denn dem Verbraucher geht es recht gut, und er muss nicht gerettet werden.

In Europa und auch in anderen Ländern ist die Produktion von Nahrungsmitteln von der Politik und der staatlichen Aufsicht bis in alle Details reglementiert. Es existiert eine Fülle von Gesetzen und Normen, die in den Unternehmen von den Rohstoffen über die Verarbeitung bis zur Kennzeichnung der Produkte strenge Kriterien vorgeben. Ein dichtes Netz von kontrollierenden Institutionen achtet auf die Einhaltung aller Bestimmungen. Und nicht zuletzt haben die Firmen ein hohes Eigeninteresse, sich konform zu verhalten, weil das ihre Existenz und damit Arbeitsplätze sichert. Das schützt natürlich nicht vor sogenannten schwarzen Schafen, kann weder Fehler noch Verfehlungen vermeiden. Auch die Lebensmittelskandale, die während der zurückliegenden Jahre durch ebendiese Selbstkontrollen der Unternehmen oder durch die Prüfungen der Untersuchungsämter aufgedeckt worden sind, lassen sich nicht grundsätzlich verhindern. Aber alle Vorfälle zeigen, dass die Vorschriften und Kontrollen funktionieren. Die Verbraucher haben ein Lebensmittelangebot, das noch nie so variantenreich, hygienisch und qualitativ hochstehend war. Und das zu Preisen, die eine gute Ernährung nicht zu einem Luxus, sondern erschwinglich machen.

Exakt hier hat eine Organisation wie Foodwatch ihre lukrative Marktlücke gefunden. Alle Zutaten für einen verhängnisvollen Cocktail stimmen. Der Wunsch nach Schutz und Regulation in der Bevölkerung ist groß. Eine latent vorhandene Vorstellung von der guten alten Zeit, in der die bäuerliche Landwirtschaft ihre Waren auf dem Markt anbot, ist vorhanden. Da es die Lebensmittelvergiftungen, mit denen man in diesen verklärten Zeiten gelegentlich konfrontiert war, nicht mehr gibt, schafft man sich neue Probleme. Die Stoffe, die unsere Nahrungsmittel heute so verträglich machen, werden denunziert und dem Verdacht ausgesetzt, sie könnten uns krank machen. Industrie ist ohnehin dem permanenten Generalverdacht ausgesetzt, aus Profitgier den Menschen gegenüber rücksichtslos zu sein. In der Lebensmittelindustrie arbeiten Millionen Menschen. Alles gewissenlose Verbrecher? Je weniger Probleme wir haben, umso mehr werden die Entwicklungen, die uns von den Problemen befreit haben, problematisiert. Regulationsforderungen, Angstmache und Genussfeindlichkeit markieren die Welt von Foodwatch.

Von den Behörden aufgedeckte Verfehlungen oder mitunter auch Skandale werden lautstark genutzt, sich selbst als schützende Organisation zu profilieren. Initiativen der Wirtschaft, die einer weiteren Qualitätsverbesserung dienen sollen, werden grundsätzlich als nicht hinreichend abqualifiziert. Mit platten Behauptungen, die Lebensmittelkonzerne seien ein Risiko für die Welternährung und die Gesundheit der Menschen, werden Ressentiments aufgebaut und Ängste geschürt. Lebensmittel und einzelne Inhaltsstoffe werden, auch wenn das nicht durch seriöse wissenschaftliche Fakten untermauert werden kann, mit der Entstehung von Krankheiten in Verbindung gebracht. Man ist sich für kein Argument zu schade. Die angeschlagene Psyche übergewichtiger Kinder wird in einer geradezu menschenverachtenden Weise mit der von krebskranken Kindern gleichgestellt. Ein kleiner Krebspatient auf der Intensivstation hat andere Sorgen als ein Pummel am Reck. Aber wen stört das schon, wenn man gerade die Lebensmittelbranche fertigmachen will?

Wenn Thilo Bode, Gründer und Geschäftsführer von Foodwatch, zum Rundumschlag ausholt, sind der Fantasie keine Grenzen gesetzt. Die Lektüre der Publikationen und Statements von Foodwatch erweckt den Eindruck, dass seriöse Erkenntnisse oder gar Zweifel an der Position die Schlichtheit der Gedanken nicht stören sollen. Bode hat für sein Geschäft mit der Angst erkannt, dass bei komplexen und sehr differenziert zu betrachtenden Themen die einfachen Behauptungen, auch wenn sie nicht der Realität entsprechen, die erfolgreichsten sind.

Nach Worten von Bode hat Foodwatch Ernährung zu einem politischen Thema gemacht. Die allein im Besitz der Wahrheit stehende Institution Thilo Bode hält die Politik mit ihrer Fülle von Gesetzen und Verordnungen ohnehin für unfähig. Und wenn ihm dann eine Verordnung nicht passt, spricht er von legaler Täuschung. Die Formulierung macht zwar keinen Sinn, aber Eindruck. Die Realität soll schließlich das Feindbild nicht stören.

Die Nahrungsmittelproduzenten sind aus Bodes Sicht immer die Schuldigen. In ihrem deutschen Verbraucherreport 2014 stellt die Organisation fest, dass im Handel ein Preis-, jedoch kein Qualitätswettbewerb tobt. Obwohl die auf Qualität bedachten Markenhersteller unter dem Preisdruck des Handels leiden, opfern sie nicht das hochstehende Niveau ihrer Produkte, auf das viele markenbewusste Kunden achten. Es ist keineswegs so, dass nur der billigste Anbieter gewinnt. Allerdings kann der Kunde, der für ein Dutzend Eier gerade einmal drei Euro zahlen will, nach dem Kauf nicht über die Bedingungen der Hühnerhaltung lamentieren und sich als Verfechter einer artgerechten bäuerlichen Landwirtschaft profilieren wollen.

Foodwatch praktiziert eine unheilvolle Strategie. Erst redet man durch immer neue Anschuldigungen eine ganze Branche schlecht, um dann die daraus resultierende Verunsicherung der Verbraucher als Argument gegen die Branche zu nutzen. Es ist eine sich selbst bestätigende Prophezeiung. So kommt Bode mit seinem Team zu der Feststellung, dass die Verbraucher den Supermärkten, Handelsunternehmen und Lebensmittelherstellern zunehmend weniger vertrauen. Der Foodwatch-Verbraucherreport stellt fest: „Schlechtere Werte erzielten nur noch Politiker, denen 16 Prozent der Bürger zutrauen, zuverlässig Auskunft über Lebensmittel zu geben.“ [35]

Die Organisation ist der Kritikaster der Lebensmittelhersteller. Was die Produzenten unserer Nahrungsmittelvielfalt auch tun, es ist falsch. Informieren sie den Verbraucher, sind es trickreiche und irreführende Angaben. Steht auf der Packung „artgerechte Tierhaltung“, ist es eine nichtssagende Verschleierung. Will denn wirklich jemand wissen, ob die Henne, die das Ei gelegt hat, den Namen Berta hat? Bleiben wir beim Ei. Es muss EU-weit mit einem Stempel versehen werden, der Auskunft über die Haltungsform und über die Herkunft gibt. An allen Details interessierte Verbraucher können im Internet damit bei jedem Ei sogar den Weg bis zum Hühnerstall zurückverfolgen. Foodwatch kritisiert, dass der Verbraucher sich diese Informationen erst selbst beschaffen muss. Was soll denn alles auf dem kleinen Ei stehen? Sicher noch Angaben über das Futter, denn damit kann man den Verbraucher so schön nervös machen. Zitat: „Selbst wenn eine Kuh ihr Leben lang genverändertes Soja im Futter erhielt, muss dies auf ihrer Milch und auf dem Fleisch nicht angegeben werden." Warum auch? Die Gene der Kuh werden sich nicht verändern. Eigentlich wäre es auch viel konsequenter, grundsätzlich zu verbieten, dass Kühe Gene mit dem Futter zu sich nehmen.

Die populistischen Kampagnen von Foodwatch wollen grundsätzlich Aufklärungsinitiativen der Lebensmittelwirtschaft als eine abgekartete Täuschung diskriminieren. Auch die Nährwertangaben nach dem GDA-Modell (Guideline Daily Amounts, Richtwerte für die Tageszufuhr) dienen nach Meinung der Foodwatcher der Irreführung. Dass die Angaben für eine definierte Portion in Prozent des Richtwertes für den Verbraucher verwirrend sein sollen, wird behauptet, aber nicht sachlich begründet. Vielleicht glaubt man, dass rund 120 Prozent der Verbraucher Probleme mit der Prozentrechnung haben. Dann wäre es allerdings noch schwerer, aus einem 100-Gramm-Wert den Wert für eine einzelne Scheibe Knäckebrot zu berechnen. Kritisiert wird zudem, dass sich die Richtwerte für die Tageszufuhr auf eine durchschnittliche erwachsene Frau mit einem Bedarf von 2.000 Kilokalorien pro Tag beziehen. Die Kritiker vermissen analoge Angaben für Männer, für Sportler, für Kinder. Eigentlich sollten Nahrungsmittel, der Verdacht drängt sich auf, ausschließlich nach Vorlage eines individuellen ärztlichen Gutachtens oder eines Rezepts von geschultem Personal herausgegeben werden.

Die Angriffe auf die Nahrungsmittelhersteller sind oft simpler und platter, als sie auf den ersten Blick scheinen. Verbraucherschützer sorgen für Schlagzeilen in der Presse und profilieren sich mit Erkenntnissen, die eigentlich jedem bekannt sind. Sie stellen fest, dass sich in einer Tütentomatensuppe keine frischen Tomaten befinden. Das hatte bei einem solchen schnell anzurührenden

Fertiggericht eigentlich auch niemand erwartet. Schon der flachen Form der Tüte sieht man das Fehlen der Tomaten an. Dann stellen sie empört fest, dass auf der Tüte Tomaten abgebildet werden. Was denn sonst, wo es sich doch um eine Tomatensuppe handelt?

Produktbezeichnungen, bunte Bilder auf den Verpackungen – alles irreführend. Ideal aus Sicht der industriefeindlichen Kritiker wären wohl in braunem Packpapier eingewickelte Produkte mit einem dreiseitigen Beipackzettel. Ob die Kunden zufriedener wären, wenn sie nach einem vierstündigen Intensiveinkauf erschöpft aus dem Supermarkt kämen, darf angezweifelt werden.

Der Verbraucher stimmt im Handel über den Erfolg der im Markt angebotenen Nahrungsmittel ab. Einkaufen ist im Grunde ein demokratischer Akt, bei dem es um individuelle Vorlieben, Geschmack, Qualität und den Preis geht. Aus Sicht von Foodwatch ist der Verbraucher dazu eigentlich nicht in der Lage. Seine Regierung kann er wählen, bei der Wahl des richtigen Müslis fehlt ihm offenbar jede Kompetenz. Bei dieser Einschätzung der geistigen Fähigkeiten des Verbrauchers kann es nicht verwundern, dass Foodwatch-Vordenker Bode demokratischen Strukturen für seine Organisation eine klare Absage erteilt. Im Handelsblatt vom 15. Januar 2015 stellt er unmissverständlich fest: „Um unsere Rolle in der Demokratie zu spielen, müssen wir nicht selbst basisdemokratisch strukturiert sein. Meiner Meinung nach dürfen wir das auch nicht, weil wir dann nicht effektiv arbeiten könnten. Wir verstehen uns als Kampagnenorganisation." Wissenschaftliche Fakten stören, die Produzenten sind kriminell, die Politik ist unfähig, und der Verbraucher scheint blöd zu sein. Bei diesem übersichtlich strukturierten Weltbild bleibt dann nur noch eine Instanz zum Segen der bundesrepublikanischen Bevölkerung: Thilo Bode. Verbraucherwünsche, Fakten, wissenschaftliche Grundlagen – alles störende Elemente für die zielgerichtete Argumentation. Allein die lautstarke Kampagne bringt das Geld in die Kasse der Organisation und ihrer Protagonisten. Sich um die Ernährung in den Ländern zu kümmern, in denen die Menschen nicht auf dem komfortablen Niveau leben wie wir, wäre ehrenhaft – aber auch harte Arbeit.

Die unfairen Methoden der Verbraucherorganisation Foodwatch werden inzwischen zunehmend in den Medien diskutiert. Der von Foodwatch verliehene Negativpreis „Goldener Windbeutel“ sei völlig intransparent, wird kritisiert. Die Nominierung der Produkte, die Abstimmung im Internet, die dazu veröffentlichten Zahlen und die fehlende Kommunikation mit den betroffenen Unternehmen zeigen, dass es Foodwatch offenbar nicht darum geht, Missstände aufzudecken, sondern Krawall zu machen und dadurch Spenden zu generieren. Foodwatch tritt vorgeblich für Wahrhaftigkeit ein. Doch wie genau der „Preis“ vergeben wird, das ist Geheimsache. Die Entscheidung über die fünf Kandidaten trifft das Foodwatch-Team. Aus welchen Mitgliedern dieses Team besteht, teilt die Organisation nicht mit. Wozu auch – die Offenheit, die man von der Industrie fordert, muss man als Verbraucherschützer nicht praktizieren.

Wer als zentral gesteuerte Kampagnenorganisation demokratische Strukturen ablehnt, ist an Dialog und Kooperation weniger interessiert. Das stört die wirtschaftlichen Interessen einer auf Konflikte konzentrierten Gruppe. Es geht nicht um die Lösung von Problemen, sondern um deren Skandalisierung, aus der man Aufmerksamkeit und finanzielle Zuwendungen erzielen kann.

Foodwatch hat allerdings wie viele andere NGOs nach wie vor einen Vertrauensvorschuss in der Bevölkerung. Die Mehrzahl der Verbraucher fühlt sich von Nichtregierungsorganisationen unabhängiger informiert als von staatlichen Institutionen oder von der Industrie selbst. Nur die Stiftung Warentest und persönliche Freunde sind noch glaubhafter, ergab eine Studie des Essener Kommunikationswissenschaftlers Peter Wippermann. In Zahlen: Während 72 Prozent der Verbraucher NGOs Glauben schenken, halten bloß 34 Prozent für glaubwürdig, was Unternehmen kommunizieren. Der Politik vertrauen nur 15 Prozent.[36]

Dieser Vertrauensbonus ist bei Foodwatch völlig unberechtigt. Foodwatch ist nicht demokratisch strukturiert, wie Thilo Bode selbst zugibt. 30.000 zahlende Fördermitglieder haben nichts zu sagen, während 80 stimmberechtigte Mitglieder und ein Aufsichtsratsgremium das Geschäft steuern. Dort finden sich auch zahlreiche Journalisten, die unter dem Deckmantel der Unabhängigkeit die Foodwatch-Kampagnen befeuern.

Vom Feld auf den Teller

Den Menschen geht das Verständnis für die Realität und das Zusammenspiel von Landwirtschaft und Nahrungsmittelproduktion zunehmend verloren. Von der Landwirtschaft, so predigen es uns die Ökofreaks, habe man glücklich über die Blumenwiese trabende Kühe, sich suhlende Schweine und fröhlich pickende Hühner zu erwarten, die in Freiheit Nester bauen, um dort täglich unter heftigem Gackern ein Ei zu legen. Kunstdünger auf den Feldern ist verpönt, organischer Dünger stinkt und könnte in das Grundwasser sickern. Die Früchte sollen weder gespritzt werden noch Flecken haben. Bioäpfel müssen es sein. Die reine Natur, aber bitte frei von Gluten, Laktose und am besten auch noch frei von Genen. Die Wirtschaftlichkeit der Landwirtschaft, die wesentlich durch den Zwang zur Ertragssteigerung bei sinkenden Preisen geprägt wird, interessiert nicht. Billig soll es sein. Und der Landwirt hat ohnehin immer Ferien auf dem Bauernhof, für die ein Städter sogar zahlen muss.

Dann kommt die Lebensmittelindustrie, die nach Darstellung unserer Ernährungspolizisten der Feind des Menschen ist. Sie verführt uns mit fragwürdigen Produkten, die der Keim allen Übels sind. Und das macht sie zudem noch ganz geschickt, indem sie Nahrungsmittel herstellt, die den Menschen schmecken. Sie trägt gemeinsam mit der unfähigen und vor ihr kuschenden Politik, so die professionellen Ernährungsdiktatoren, die Verantwortung für Übergewicht und Fehlernährung. Und ein entscheidender Grund dafür sei das veränderte Lebensmittelangebot mit stark kalorienhaltigen Produkten, die zudem massiv beworben würden. Was streben die Ideologen damit an? Eine gesteuerte Lebensmittelverknappung mit nur zu bestimmten Zeiten und an bestimmten Orten zu kaufender Nahrung, bei der der Geschmack ebenso reduziert wird wie der Kaloriengehalt? Am besten zugeteilte Essensmarken?

Die Diskriminierung der Lebensmittelwirtschaft ist eine Diskriminierung wesentlicher Teile der Bevölkerung. Die tägliche Lebenssituation vieler Menschen sieht nicht den Einkauf von Zutaten und die stundenlange Zubereitung von Gerichten vor. Bloß wenige sind noch darauf trainiert, aus Weißkohl Sauerkraut zu machen. Die Realität sind Einpersonenhaushalte; Haushalte mit arbeitenden Eltern, deren Kinder versorgt werden wollen; Menschen, die statt lange zu kochen im Interesse ihrer Gesundheit ins Fitnessstudio gehen; Haushalte mit älteren Menschen, die sich selbst bequem versorgen wollen und müssen, weil die Gemeinschaft früherer Großfamilien fehlt. Diese gesellschaftliche Realität verlangt jederzeit und überall verfügbare Lebensmittel mit einem hohen Verarbeitungsgrad, der mit wenig Aufwand eine schnelle Küche zulässt. Teilfertige und verzehrfertige Lebensmittel, also Convenience-Food, sind keine Erfindung der Hersteller, um die Menschheit auszurotten, sondern die Antwort der Hersteller auf die aus der gesellschaftlichen Realität resultierenden Anforderungen. Und diese Nahrungsmittel sollen von hoher Qualität sein, variantenreich für alle kalorischen Bedürfnisse und selbst in großer Bandbreite und zu akzeptablen Preisen für Spezialernährungen zur Verfügung stehen, ob es um Laktose oder Gluten geht. Das schafft die Lebensmittelwirtschaft. Wer sie dafür angreift, zeigt damit eine die Realität der Menschen ignorierende Arroganz.

Die Lebensmittelwirtschaft gehört in allen Ländern zu den leistungsstärksten Wirtschaftszweigen. Menschen werden von ihr täglich mit hochwertigen, genussvollen Lebensmitteln, die zudem sehr sicher sind, versorgt. Dazu kommt der jeweilige Export der auch im Ausland geschätzten Lebensmittel. Diesen hohen Standard sollten wir uns nicht von professionellen Ernährungsdiktatoren mies reden lassen. Viele Arbeitsplätze haben mit der Versorgung der Verbraucher durch Essen und Trinken zu tun. Vom Landwirt über den handwerklichen Produzenten von Nahrungsmitteln bis zum Arbeiter in der Wurstfabrik sind das keine Menschen, die ihren Mitmenschen übelwollen.

Die Kritikaster versuchen, die Verbraucher glauben zu machen, dass die Produzenten von Lebensmitteln ein unkontrolliertes Dasein zum Schaden der Käufer führen. Das Gegenteil ist der Fall. Keine Branche unterliegt so strengen Regularien und Kontrollen wie die Lebensmittelwirtschaft. Nicht nur das nationale, sondern auch das europäische Lebensmittelrecht greift von der landwirtschaftlichen Produktion über alle Stufen des Herstellungsprozesses bis zum Endprodukt ein. Ein kontinuierlicher Meinungsaustausch der Branchen und Unternehmen mit Politik, Behörden, Wissenschaft und Verbrauchervertretern sichert die hohe Qualität und deren Weiterentwicklung. Die Herstellung von Lebensmitteln ist ein Prozess, der mit ständig wachsenden Vorgaben der kontrollierenden Behörden, mit neuesten Forschungsergebnissen und nicht zuletzt ebenfalls mit Verbrauchertrends Schritt halten muss.

Medien verderben den Appetit

Eine ebenso unsachliche wie unverantwortliche Berichterstattung zum Thema Zucker könnte allein Gegenstand eines Buches sein. Hier sollen zwei Beispiele aus sehr unterschiedlichen Medien verdeutlichen, welchen Charakter solche Beiträge, die ohne sachliche Grundlagen fantasievolle Behauptungen aufstellen, haben können.

Eine deutsche Zeitung, die von sich behauptet, dass man sich mit deren Lektüre eine Meinung bilden kann, bringt die Schlagzeile „Ist das die Revolution auf unseren Tellern? Fett, Fleisch, Salz – Alles gar nicht so schlimm". Der Beitrag vom 18. März 2015 ist journalistisch von bedenklichem Niveau, aber handwerklich beeindruckend. Selten ist in acht Zeilen eine derartig angstmachende Meinung als vermeintliche Sachinformation publiziert worden. „Zucker ist ungesund, das ist bekannt. Aber jetzt kommt raus, er ist unser Ernährungsfeind Nummer 1, gilt sogar als Droge. Sein Konsum stimuliert die gleichen Hirnregionen wie Kokain." Für keine dieser Behauptungen gibt es fundierte Belege, wie bereits erläutert wurde, doch lässt sich damit allerlei journalistischer Unfug treiben. Fett, Fleisch, Salz sind problemlos. Warum? Vor einigen Jahren schrieb man noch, das Ei sei ein Killer oder Salz bewirke Hypertonie und bringe den Tod. Warum sind die langjährig Schuldigen jetzt die Unschuldigen? Nun ist der „Industriezucker" der Übeltäter. Der stammt allerdings aus ganz biologisch gewachsenen Zuckerrüben. Und was ist mit dem Fruchtzucker? Aber was stört das alles einen Journalisten, wenn er das klare Ziel hat, mit einer guten Schlagzeile das Volk nervös zu machen? Es gilt der alte Grundsatz, dass sich jede Geschichte kaputt recherchieren lässt. Je weniger man weiß, umso befreiter kann man schreiben.

Ein besonders eindrucksvolles Beispiel, wie sich die Medien beim Thema Zucker vergaloppieren können, lieferte am 20. März 2015 sogar die deutsche Wirtschaftszeitung „Handelsblatt". Bei zwei Ökonomen (oder politisch korrekter Ökonominnen) von Morgan Stanley muss es sich um intensive Konsumentinnen von Weizen, der bekanntlich dumm wie Brot machen soll, handeln. Als Gastkommentatorinnen bot ihnen das Handelsblatt die Plattform, um unter der Schlagzeile „Bitterer Nachgeschmack" festzustellen, dass wegen des Zuckerkonsums und einer daraus resultierenden Reduktion der Produktivität das Bruttosozialprodukt der Mitgliedsländer der OECD, der Organisation für wirtschaftliche Zusammenarbeit und Entwicklung, während der nächsten 20 Jahre geringer steigen wird und diese geringere Rate kumulativ einem Verlust von 18 Prozent entspricht. Wozu der arme Zucker nicht alles herhalten muss. Das ist natürlich nichts im Vergleich zu dem Kapital, das durch die fantasiegetriebenen Ökonomen derartiger Institute, die Krise der Banken hat uns das gezeigt, in wenigen Tagen vernichtet werden kann. Aber warum druckt auch noch das Handelsblatt solche geistigen Ergüsse? Die Anzeigenabteilung wird es vielleicht wissen.

KAPITEL 13

LEBENSSTILDISKUSSION STATT NÄHRSTOFFIDEOLOGIE

Was ist eigentlich eine „gesunde Ernährung"? Kein seriöser Ernährungswissenschaftler kann darauf eine allgemeingültige und richtige Antwort geben. Versuche, die während der letzten Jahrzehnte publiziert wurden, gehen allerdings in die Tausende. Sie bilden eine verwirrende Vielfalt und unterscheiden sich zum Teil diametral. Oft ist die Absicht erkennbar, einer Ernährungsideologie zum Erfolg zu verhelfen. Bei kritischer Betrachtung bleiben von den Erklärungsversuchen vor allem „Meinungen", „Glaubensbekenntnisse" und auch durch wirtschaftliche Interessen getriebene Versuche, der Heilslehre eines Gurus den Durchbruch zu verschaffen. Unter wissenschaftlichen Aspekten vertretbares Wissen ist selten. Ernährungsempfehlungen aber, die nicht auf hinreichend gesichertem Wissen aufbauen, für das die evidenzbasierte Medizin klare Kriterien definiert, sind verantwortungslos. Ebenso verantwortungslos ist der Trend, therapeutische Empfehlungen beispielsweise bei Unverträglichkeiten oder Krankheiten als gesund darzustellen und diese wie Präventivmaßnahmen erscheinen zu lassen.

Krankenhauskost beispielsweise kann nicht der Standard für die Ernährung gesunder Menschen werden.

Ein gravierender Grund für die divergierenden Empfehlungen liegt in der falschen und leider oft auch absichtlich falschen Vorstellung, dass einzelne Nährstoffe oder einzelne Lebensmittel über den Status „gesund" oder „krank" entscheiden. Biochemiker, Physiologen, Diabetologen, Onkologen, Epidemiologen und andere Mediziner versuchen mit nicht nachlassender Penetranz, den Einfluss der Einzelbestandteile unserer Kost auf die Gesundheit nachzuweisen. Zu validen und glaubwürdigen Ergebnissen sowie daraus resultierenden Erkenntnissen sind sie nicht gekommen. Das hindert sie aber nicht, Empfehlungen auszusprechen. Selbst hier gibt es modische Trends, die durch den gemeinschaftlichen Irrtum und einen darauf aufbauenden Konsens geprägt werden. Lange Zeit wurde das Fett als Ursache von Leid und Tod verteufelt. Die gesättigten Fettsäuren, das „tierische" Fett und die Eier waren die Schurken in der Ernährung. Danach war das Fleisch der Übeltäter. Das aktuelle Trendthema ist der Zucker.

Der grundlegende Irrtum ist eigentlich leicht zu verstehen. Ein bestimmter Nährstoff ist in seinem Effekt nicht nur dosisabhängig, sondern wird in Abhängigkeit von den individuellen Lebensbedingungen auch ganz unterschiedlich wirken. Ein eindrucksvolles Beispiel ist gerade der Zucker. Er ist ein sehr effizienter Energielieferant für unsere Zellen, der vielen Menschen das Leben auf genussvolle Weise versüßt und ihnen dabei keine gesundheitlichen Schäden zufügt. Diese wertvolle Energie, mit der wir die Unterzuckerung vermeiden, braucht aber Platz in den Energiespeichern. Dazu müssen wir die zugeführte Energie verbrauchen. Zwangsläufig, und zu dieser Erkenntnis bedarf es keines Medizinstudiums, kommt die körperliche Aktivität ins Spiel.

Die Ernährung unabhängig von der Muskelaktivität zu diskutieren, macht erkennbar wenig Sinn. Genau das wird jedoch von den zuckerfeindlichen Ernährungspolizisten getan. Ihre Behauptungen und Empfehlungen sind eindimensional. Sogar die Schlafdauer und die Schlafqualität haben Einfluss auf die Frage, wie der Zucker im Körper verwertet wird. Selbst Sonnenlicht und Stressbelastung spielen eine Rolle. Die bereits diskutierte WHO-Empfehlung zum Zuckerverzehr wäre erheblich wissenschaftlicher, gesundheitsfördernder und lebensbejahender gewesen, wenn man geraten hätte, die tägliche Zuckerzufuhr zu verdoppeln und gleichzeitig jeden Tag eine Stunde moderater Bewegung nachzugehen. Das wäre eine wirkliche Prävention gegen Übergewicht und durch Bewegungsarmut bedingte Krankheiten.

Wir brauchen keine neue Qualität der Diskussion, sondern eine völlig neue Diskussion. Es ist überfällig, dass die von Irrungen und Wirrungen geprägte Debatte über „gesunde Ernährung" von der Nährstoffebene auf die Lebensstilebene gehoben wird. Es gibt keine Ernährungssünden, wenn der Lebensstil gesund ist. Bewegungsaktive Menschen, die nicht zuletzt deshalb zumeist schlank und entspannt sind, können sich mehr „Sünden" leisten als Couch-Potatoes, für die jede Form von Bewegung eine Herausforderung darstellt. Eine von den Ernährungsideologen geforderte Regulierung der Nährstoffaufnahme durch Zuckerverzicht würde den ungesund lebenden Menschen nicht helfen und die gesunden Menschen nicht gesünder machen. Aber sie würde das Leben weniger lebenswert machen.

Studien haben gezeigt, dass die Zunahme übergewichtiger Kinder mit dem starken Rückgang der körperlichen Aktivität bei Kindern und Jugendlichen entscheidend in Beziehung steht.[37] Bewegung hat bei einer Vielzahl von Krankheiten vorbeugende Wirkung. Zudem fördert sie das psychische Wohlbefinden. Ebenfalls gezeigt hat sich in Studien, dass langes, ununterbrochenes Sitzen ein eigenständiger Risikofaktor ist. Das Metabolische Äquivalent (MET), mit dem der Energieverbrauch verschiedener Aktivitäten verglichen wird, ist bei sitzenden Tätigkeiten fast genauso gering wie beim Schlafen. Kinder und Jugendliche, die täglich bisweilen stundenlang vor Bildschirmen sitzen, trainieren dabei neben dem Gesäßmuskel nur noch ihre Finger. Hier sind die Eltern gefordert, die oft allerdings selbst einer weitgehend sitzenden Tätigkeit nachgehen. Eltern, die eine wichtige Vorbildfunktion haben, sollten also trotzdem versuchen, ihren Kindern bereits in jungen Jahren Freude an Bewegung zu vermitteln. Es liegt gleichermaßen im eigenen Interesse und im Interesse ihrer Kinder, die Begeisterung für einen körperlich aktiven Alltag zu fördern und diesen Lebensstil auch vorzuleben.

Der Lebensstil muss das beherrschende Thema werden, wenn die Gesundheit auf breiter Front gefördert werden soll. Die Forderung von Diabetesverbänden, eine Kaloriensteuer einzuführen, ist hingegen eine geradezu verwerfliche Initiative. Sie lenken damit vom eigentlichen Problem ab und führen die potenziell betroffenen Menschen auf eine falsche Fährte. Und sie suggerieren mit dieser Forderung, dass die Ursache allen Übels, und hier bildet man sehr gern ein Stück Würfelzucker ab, die Nahrungsmittel sind, statt den sich gravierend verändernden Lebensstil als den wahren Schuldigen zu definieren. Da kann man dann beruhigt vor dem Computerspiel stundenlang sitzen bleiben. Organisationen, Verbände und Politiker werden es schon irgendwie richten.

Nicht nur für das steigende Gewicht, sondern sicher auch für die Rückenschmerzen nach stundenlangem Sitzen werden die Nahrungsmittelproduzenten die Verantwortlichen sein. Eigentlich hätte gerade den Verwaltern der Krankheit Diabetes mellitus bereits ins Bewusstsein dringen müssen, dass sie eine falsche und für die Menschen gefährliche Strategie fahren. Die Appelle an die Bevölkerung, auf gesunde Ernährung zu achten und Übergewicht zu vermeiden, sind nachweislich gescheitert. Sie können auch keinen Erfolg haben, wenn als angebliche Ursachen immer wieder Fett und Zucker angegriffen werden. Der eventuelle Adressat dieser unsinnigen Appelle, also der künftige Diabetiker, bleibt beruhigt sitzen und nimmt allmählich zu.

Die Medienberichterstattung, in der gern mit dem pädagogischen Zeigefinger zur Erziehung der Bevölkerung beigetragen wird, schließt sich dem Rudelverhalten der erklärten Zuckergegner ohne Rücksicht auf Sachkompetenz mit einer Vielzahl von warnenden Beiträgen an. Solche Beiträge starten oft mit der überraschenden Feststellung, dass in Limonaden und Süßwaren große Mengen Zucker enthalten sind. Hinterlistig versteckt sind sie aber auch in Wurst und anderen nicht süßen Dingen. Bei den vermuteten Konsequenzen sind dann der Fantasie kaum Grenzen gesetzt. Ratten, die eine nicht artgerechte Kombination aus Zucker und Fett als Nahrung erhalten hatten, zeigten Defizite in ihrem räumlichen Erinnerungsvermögen. Schadet Zucker also auch dem Gedächtnis des Menschen?

Diabetiker brauchen tatsächlich öfter ein künstliches Kniegelenk als stoffwechselgesunde Menschen. Da sie Zucker haben, war daran vermutlich auch der Zucker in der Leberwurst schuld. Oder das Ketchup auf der Currywurst. Die Kämpfer gegen den Zucker versuchen, die Industrie als den angeblichen Hauptschuldigen zu diffamieren. Haushalte, in denen wegen der täglichen Arbeitsbelastung nur sehr selten aufwendig gekocht wird, so ist in pädagogischen Veröffentlichungen zu lesen, sollen ihren Nachwuchs auf unverarbeitete Lebensmittel und deren Zubereitung vorbereiten. Und am Schluss werden dann Gemüsefrikadellen sowie ein Vollkornmüsli mit naturbelassenem Joghurt als Perspektive für die Ernährung von Eltern und Kindern empfohlen. Der redaktionelle Raum solcher Beiträge wäre besser dafür verwendet worden, auf die dringend erforderliche Änderung eines inaktiven und weitgehend sitzenden Lebensstils hinzuweisen.

Früher war alles besser. Dieser Spruch nervt nachwachsende Generationen und trifft zudem sehr selten zu. Im Fall der Bewegung stimmt er, wie bereits an anderer Stelle erwähnt wurde. Seilspringende Mädchen, dribbelnde Jungen – heute sind sie eher die Ausnahme. Die Lebenswelt der Kinder hat sich mit der Konsequenz eines nachlassenden körperlichen Leistungsvermögens drastisch verändert. Sie haben extrem kurze Reaktionszeiten am Computer, schneiden dafür bei einfachen körperlichen Leistungstests wie dem Stehen auf einem Bein, dem Rückwärtslaufen oder dem Standweitsprung dramatisch schlechter ab als Jugendliche früherer Jahrgänge. Und es droht schlimmer zu werden. Die Ergebnisse der PISA-Studie haben signalisiert, dass die kognitiven Fähigkeiten verbessert werden müssen. Der Nachwuchs soll sich konzentrieren, was ohne den Gehirntreibstoff Zucker recht schwerfallen dürfte, noch mehr lernen und noch länger sitzen. PISA trägt nicht zur Vitalisierung der jungen Generation bei. Investiert wird in Ganztagsschulen und nicht in Sportplätze. Bei solchen Weichenstellungen der Politik kann es nicht verwundern, dass diese sehr gern die Konseq8uenzen der sitzenden Kindheit verschweigt und stattdessen einer Schuldzuweisung in Richtung Nahrungsmittelindustrie den Vorzug gibt. So lässt sich sehr gut und scheinbar logisch von eigenen Versäumnissen ablenken.

Die Zuckergegner sind nicht ehrlich. Mit dem Argument des zunehmenden Übergewichts projizieren sie ihre Industriefeindlichkeit auf den Zucker. Dieser ist der Hebel, um im Grunde die gesamte Nahrungsmittelindustrie an den Pranger zu stellen. Zucker ist in Salami und Leberwurst, Zucker steckt in der sauren Gurke, in Fruchtjoghurt, in Keksen oder im Hamburger. Eigentlich will man die Nahrungsmittelindustrie schlechtmachen und die Menschheit alternativ dazu auffordern, ihre Geschmacksnerven mit einem zu Hause hergestellten Gemüsegericht zu beruhigen. Unehrlich sind die Zuckergegner aber auch noch aus einem anderen Grund. Weil es so gut in ihre Strategie passt, reden sie nur von Zucker, Fett und Übergewicht. Die wirkliche Ursache, der bewegungsarme Lebensstil, ist zu kompliziert für dieses schlichte Weltbild. Der körperliche Ruhezustand, der heute das Leben vieler Menschen prägt, sorgt nicht allein für eine unzureichende Verwertung der aufgenommenen Nährstoffe und steigert so das Risiko des Übergewichts. Es geht ebenfalls um die Zunahme von Stoffwechselerkrankungen. Kinder ohne ausreichende Bewegung sind unkonzentrierter und tendenziell durchaus aggressiver als Altersgenossen, die ein körperlich aktives Leben führen. Der Aufbau der Muskulatur und der Stoffwechsel der Knochen – beides wird durch Bewegung aktiviert – zeigt Schwächen. Es treten Probleme am Skelett und am Bewegungsapparat auf. Schon Jugendliche, früher war das nahezu undenkbar, leiden unter Rückenschmerzen. Das alles mit Süßigkeiten und dem Zucker in der Leberwurst zu erklären, fällt selbst den Zuckergegnern schwer. Also lässt man diese problematischen Folgen des Lebensstils einfach weg. Zucker macht zuckerkrank, und Fett macht fett. Warum sollte eine so schön merkfähige Aussage durch die Realität einer ganzen Palette von durch einen inaktiven Lebensstil verursachten Beschwerden belastet werden?

Notwendig sind Initiativen, die sich sowohl für eine ausgewogene Ernährung als auch für mehr Bewegung als wesentliche Bestandteile eines gesundheitsförderlichen Lebensstils bei Kindern und Jugendlichen einsetzen. Auf der Basis von Wissenschaft und Forschung sind das Projekte, die neben einer ausgewogenen Ernährung vor allem die Aktivierung des Menschen in den Mittelpunkt stellen. Diese Projekte helfen nicht nur Kindern und Jugendlichen, sondern geben auch den einbezogenen Eltern hervorragende Beispiele, wie der Lebensstil verändert werden kann und muss. Kinder können nur dann lernen, aktiv und gesundheitsbewusst zu leben, wenn ihre Eltern sich nicht in den Sessel fallen lassen, sondern mit gutem Beispiel vorangehen. Gemeinsam mit ihren Kindern stellen Eltern wieder fest, dass Bewegung

Spaß machen kann. Über die gemeinsame Schokolade nach einer Radtour dürfen sich am Ende alle ohne schlechtes Gewissen freuen und sie einfach nur genießen.

Am Zucker kristallisiert sich eindrucksvoll das grundlegende Problem unserer heutigen „Ernährungskakofonie" heraus. Es existieren keine wissenschaftlichen Grundlagen, um einen einzelnen Nährstoff oder ein einzelnes Nahrungsmittel als gesund oder ungesund zu klassifizieren. Es werden willkürliche Konstruktionen von angeblichen Ursachen und vermeintlichen Wirkungen entwickelt. Die Verbraucher werden mit irreführenden Behauptungen und Theorien traktiert und in einen Zustand zunehmender Angst getrieben. Eine mehrheitlich verantwortungsvolle Lebensmittelwirtschaft wird gezielt diskriminiert. Damit wird das in der Gesellschaft wichtige Moment des Vertrauens auf fatale Weise untergraben und bewusst ein Verlangen nach Reglementierung gefördert. Gleichzeitig wird die eigentlich relevante Diskussion des Lebensstils, die zu anderen Konsequenzen führen müsste, in sträflicher Weise vernachlässigt. Es ist eine verlogene Debatte, die im Hinblick auf das immer wieder beschworene Thema Gesundheit kontraproduktiv ist. Eine Debatte, die zugleich die Gesundheit unserer demokratischen Gesellschaft bedroht, weil mit ihr eine sozial schädliche Industriefeindlichkeit gefördert und eine Bevormundung der Bürger in ihren individuellen Freiheiten angestrebt wird.

Beides ist bedenklich für die Verfassung unserer Gesellschaft.

KAPITEL 14

ERNÄHRUNGS-COCOONING

Eine Ampelkennzeichnung auf Lebensmitteln, Strafsteuern auf Zutaten oder Rezeptvorschriften für die Lebensmittelwirtschaft erscheinen manchen als wegweisende Maßnahmen. Zunächst stellt sich hier die Frage, welchen Weg sie weisen sollen. Weil fundierte Erkenntnisse fehlen, wie die angeblich richtige Ernährung aussehen könnte, sind es Wege mit einem sehr hohen Potenzial, in die Irre zu führen. Der Wunsch nach Verboten und Regeln scheint mehr nach dem Motto zu gehen: Wir wissen nicht, was richtig ist, aber das wollen wir auf jeden Fall mit aller Macht durchsetzen.

In vielen Ländern zeigt sich bei entsprechenden Befragungen, dass die Vorstellung vom fürsorglichen Staat bei Teilen der Bevölkerung recht beliebt ist. Statt eine Abwehr gegen paternalistische Übergriffe des Staates zu entwickeln hat die Vorstellung von einem Staat, der sich als Gouvernante um seine Bürger kümmert, eine sympathische Anmutung. Für die Freiheit in der Gesellschaft ist diese Tendenz zu einer Diffusion von Verantwortung eine fatale Entwicklung. Die grundlegende Freiheit, für das eigene Leben selbst die Verantwortung zu übernehmen, wird damit schrittweise aufgegeben. Wer dem Staat die Zuständigkeit für die eigene Gesundheit und die eigene Ernährung überträgt, beschränkt auch sein eigenes Urteilsvermögen. Wer will Wahlfreiheit und Selbstbestimmung für sein Leben beanspruchen, wenn er sich mit Ampelkennzeichnungen und Steuern schon die individuelle Ernährung vorschreiben lässt?

Im Jahr 1981 hat die amerikanische Trendforscherin Faith Popcorn den Begriff Cocooning geprägt. Er steht für das Bestreben, sich in seinen Kokon, sein Nest zurückzuziehen, wenn die umgebende Welt zu hart und zu beängstigend erscheint. Die permanente Verunsicherung durch eine angebliche Ernährungs-Aufklärung provoziert ein solches Cocooning. Das reichhaltige Angebot an Nahrungsmitteln für jeden qualitativen Anspruch wird von manchen Menschen offenbar nicht mehr als außergewöhnliche Option verstanden, sondern als Herausforderung, der man hilflos gegenübersteht. Darin liegt sicher auch ein Grund, Orientierung zu suchen und sich Identitäten durch Diäten zu geben. Durch die Art zu essen, kann man sich von der Masse abheben und einen eigenen Ernährungs-Kokon spinnen. Es muss jedem erlaubt sein, wie Fred Feuerstein einer Steinzeitkost zu frönen oder die Evolution des Menschen durch vegane Ernährung in Frage stellen zu wollen. Jeder Organismus verstoffwechselt Nahrung unterschiedlich. Wer sich mit seinen Ernährungsgewohnheiten wohlfühlt und eventuelle gesundheitliche Einschränkungen akzeptiert, sollte es tun. Allerdings sollten wir darüber nicht die Wertschätzung für unser reichhaltiges Nahrungsmittelangebot vergessen und nicht die grundlegenden Regeln im Hinblick auf eine gesunde Balance zwischen aufgenommener Nahrung und deren Verbrauch verlernen.

Die Freiheit, essen als Genuss zu empfinden, darf nicht in zunehmendem Maße einer Spezialernährung für potenziell Kranke geopfert werden. Diese Vorstellung ist nicht abwegig, sondern eine durchaus konkrete Utopie. Der implantierte Chip ermittelt alle relevanten Daten im Körper, der Computer berechnet einen geeigneten Nährstoffcocktail und der 3-D-Drucker produziert aus unterschiedlichen Kapseln einen angeblich für den hungrigen Menschen geeigneten Brei. In einer solchen Zukunft der Ernährung sehen offenbar einige Konzerne milliardenschwere Geschäfte.

Wenn der Präsident des Verwaltungsrates von Nestlé, Peter Brabeck-Letmathe, verkündet, selbst Krankheiten wie Alzheimer durch neue Nahrungsmittel heilen zu wollen, ist dies ein Indiz für Unwissenheit und Vermessenheit. Nach jahrelanger Forschung hat 2016 ein kompetenter Pharmakonzern wie Eli Lilly die Studien zu einem Alzheimermedikament abgebrochen. Mit einem monoklonalen Antikörper wollte man die Ablagerung von Eiweißen im Gehirn von Alzheimer-Patienten blockieren. Zunächst einmal ist dieser Ansatz der Therapie gescheitert. Für die international agierenden Pharmaunternehmen gibt es noch viel zu forschen. Deshalb ist es sehr mutig, um es mild auszudrücken, wenn Nestlé mit einem Kunst-Joghurt etwas erreichen will, an dem die weltweite Forschung aktuell noch verzweifelt. Die strategischen Überlegungen von Brabeck-Letmathe können vielleicht wirklich einmal Realität werden. Etwas mehr Demut gegenüber der Natur des Menschen wäre dennoch angebracht. Verantwortungsvoll wäre es, sowohl auf die Verunsicherung der Menschen als auch auf die Weckung von aktuell nicht zu erfüllenden Erwartungen zu verzichten.

Diese Strategien zur Schaffung neuer Märkte setzen auf Irritation. Um die Akzeptanz für diesen Weg zum Ersatz kulinarischer Köstlichkeiten durch Design-Food aufzubauen, muss den Menschen zunächst einmal erklärt werden, dass sie potenziell gefährdet und krank sind. Eine große Verunsicherung im Hinblick auf bewährte Ernährung muss aufgebaut werden, um eine derartige Labor-Kost im Markt durchsetzen zu können. Diese Nahrung mit

Beipackzettel hat wenig mit Landwirtschaft zu tun, erinnert dafür aber sehr stark an die Pharmaindustrie. Sie ist das von Weltkonzernen angestrebte Zukunftsmodell. Das profitable Geschäft mit Spezialernährung für Allergiker oder Krankheitsbilder soll zum Prinzip der Strategie für die gesamte Ernährung werden. Eine Bevölkerung, die dem eigenen Geschmack nicht mehr traut und die sich hat einreden lassen, eigentlich krank zu sein, bietet hohes Potenzial. Zudem sind die knallhart zu kalkulierenden Gewinnmargen für Design-Food weit attraktiver als die Rendite konventioneller Lebensmittel. Problemfrei wird die Ernährung damit nicht. Welche Nebenwirkungen hat die Pizza gegen Alzheimer und welche Zutaten gehören in die Herz-Kreislauf-Lasagne? Gibt es ausreichende Evidenz, dass der Nutzen einer derart konstruierten Nahrung höher ist als der dadurch mögliche Schaden? Welche vielleicht fatale Interaktion resultiert aus der Vielzahl von Mikronährstoffen der unterschiedlichen Produkte? Mit hohen Risiken bewegen wir uns auf einem unbekannten Terrain. Tägliche Nahrung ist charakteristisch anders als zielgerichtet eingesetzte Pharmazeutika. Und ein weiteres Risiko ist absehbar. Wir verlernen endgültig, mit Nahrungsmitteln umzugehen, und wir erleben den Verzicht, unseren individuellen Genuss kreativ zu gestalten.

KAPITEL 15

NAHRUNGSMITTEL-RELIGIONEN

Die religiös anmutende Orientierung beim Essen, ob nun Bio, vegetarisch oder vegan, gibt ihren Anhängern das Gefühl von Überlegenheit und den Glauben, sich gegenüber ihren Mitmenschen abzugrenzen. Sie meinen die bewussteren und besseren Esser zu sein, argumentieren mit Bildung und gesellschaftlicher Verantwortung. Die Geschichte der Ernährung zeigt, dass dieses Gefühl von Überlegenheit völliger Unsinn ist. Früher war alles Bio. Durch gezielte Züchtung und Veredelung sind aus dürrem Getreide und schrumpeligen Früchten erst nährstoffintensive Produkte geworden. Früher starben viele Menschen wegen fehlender Konservierungsmöglichkeiten an verdorbenen Nahrungsmitteln. Früher mussten die Bauern einen vegetarischen Brei löffeln, während bei ihren Gutsherren ein Braten auf dem Tisch stand. Genuss und Sättigung war den Herrschaften vorbehalten, die armen Menschen lebten weitgehend vegetarisch oder sogar vegan. Für die Ernährung der Menschen war es eine trostlose und sogar oft risikoreiche Zeit.

Gegen die heutige Demokratie der Ernährung, dank der für alle Verbraucher ein reichhaltiges Nahrungsmittel-Angebot zur Verfügung steht, wird jetzt eine ideologische Abgrenzung durch angeblich bewusstere, verantwortungsvollere und intelligentere Ernährung gesetzt, die ihren Anhängern das Gefühl von Überlegenheit vermitteln soll. Der Glaube, ein besserer Mensch zu sein als diejenigen, die sich vielfältig und mit Genuss ernähren, ist Arroganz. Und zugleich ist es auch Ignoranz gegenüber der Natur. Sie hat uns während der rund sieben Millionen Jahre dauernden Evolution zu einem Erfolgsmodell gemacht. Wenn wir heute die archaischen Strukturen unserer Natur ablehnen, und zu diesen gehört auch der lebenswichtige Baustein Zucker mit seiner Fähigkeit, den Körper und speziell das Gehirn zu versorgen sowie Glücksgefühle auszulösen, so sind wir nicht modern und diszipliniert, sondern stellen unsere eigene Evolution in Frage. Offenbar hätten die Ideologen heutiger Ernährungstheorien uns anders gebaut als die Natur. Wie wir dann wohl aussehen und funktionieren würden?

KAPITEL 16

EINE CHANCE FÜR NATUR, INDIVIDUALITÄT UND GENUSS

Wer sich für ein Individuum hält, sollte sich von dem Glauben an die gesunde Standard-Ernährung für alle Menschen befreien. Gesunde Ernährung ist individuell. Wer vegan lebt, sich dabei gut fühlt und glücklich ist, sollte es weiter tun. Er sollte dabei nur so viel Anstand besitzen, sich nicht anderen Menschen gegenüber überlegen zu fühlen, weil es dafür wirklich keinen Grund gibt. Und er sollte darauf verzichten, belehrend und bekehrend zu sein. Alle Menschen sind mit einer sehr individuellen Genetik ausgestattet, die unter anderem zu einem individuellen Stoffwechsel führt. Schon das Beispiel der Schilddrüse, ein Miniorgan in der Größe einer Walnuss, macht transparent, welche Bedeutung diese Steuerungseinheit im Organismus für den individuellen Stoffwechsel hat. Zwei lebenswichtige Hormone werden hier produziert. Wird der Körper mit zu vielen Schilddrüsenhormonen überschwemmt, läuft der Stoffwechsel auf Hochtouren, also permanent mit Vollgas. Die Betroffenen können gewaltige Portionen essen und kämpfen dennoch gegen permanent drohendes Untergewicht an. Wird der Körper unzureichend mit Schilddrüsenhormonen versorgt, läuft der Stoffwechsel auf Sparflamme. Trotz Miniportionen auf dem Teller nehmen solche Menschen zu. Und dies ist nur ein Beispiel von vielen für die Individualität des menschlichen Stoffwechsels. Die Genetik in all ihren Facetten, dazu im besten Fall das Wohlfühlen, im schlechteren Fall Ärger, Wut und Stress haben Einfluss auf das Ernährungsverhalten und den individuellen Umgang des Organismus mit den Nahrungsmitteln.

Wir sind in der glücklichen Situation, dass die Natur unseren Körper schlauer gemacht hat als die vielen angeblichen Experten für gesunde Ernährung. Wir sollten vielmehr auf den eigenen Körper hören und ihm vertrauen, statt immer wieder neuen Modellen angeblicher Super-Ernährung zu folgen.

Das Vertrauen gründet auf drei Säulen. Es sind die Physis, die Psyche und natürlich auch der Intellekt. Die Physis ist ein wesentlicher Impulsgeber für manche Neigungen bei der Ernährung und oft auch ein gezieltes Verlangen nach beispielsweise sauren, süßen oder salzigen Nahrungsmitteln. Der Körper signalisiert, was er braucht. Ohne diese natürliche Fähigkeit hätte er sich während der Evolution nicht erfolgreich entwickeln können. Die Psyche verlangt nach einem positiven Erlebnis durch das Essen. Das kann die Befriedigung des physischen Bedarfs sein. Das kann aber ebenso die Lust am Genuss sein. Süße Speisen haben dabei eine besondere Bedeutung, weil sie uns durch Aktivierung glücklich machender Botenstoffe emotional stärken können. Und schließlich haben wir den Intellekt, um uns selbst zu beobachten und mit Vernunft zu reagieren. Wer glaubt, sich mit fünf Tafeln Schokolade oder zehn Hamburgern täglich ernähren zu müssen, hat natürlich ein Problem. Ihm ist aber auch mit einer Strafsteuer nicht zu helfen. Wer darauf achtet, sich vielseitig und schmackhaft zu ernähren, seinen individuellen Kalorienverbrauch berücksichtigt und diesen durch körperliche Aktivität zusätzlich steuert, ist auf einem sehr guten Weg. Er sollte weiter sich und seiner individuellen Natur vertrauen.

Umgekehrt gilt aber auch: Wer sich in seiner Ernährung permanent Zwänge auferlegt und über den Intellekt versucht, Psyche und Physis zu dominieren, handelt gegen seine persönliche Natur. Ein schlechtes Gewissen beim Essen und die Angst vor den vielen angeblich bösen Lebensmitteln bauen einen völlig überflüssigen Stress auf. Die unterschiedlichen Theorien einer angeblich für alle Menschen gesunden Ernährung sollten einen ehrlichen Beipackzettel haben. Auf dem müsste dann stehen: Dieses Ernährungsprogramm ignoriert ihre Individualität, enthält Richtlinien ohne wissenschaftliche Absicherung, kann keine Erfolgsaussichten garantieren, wird aber voraussichtlich zahlreiche Nebenwirkungen haben.

Menschen sind Individuen. Sie sind es nicht nur psychisch, sondern auch physisch. Deshalb ist es eine Ignoranz gegenüber der Individualität und nicht zuletzt auch gegenüber der Evolution, Menschen in Abhängigkeit von ihrem individuellen Gewicht in gute Schlanke und böse Übergewichtige zu klassifizieren. Es gibt keine über Jahrhunderte fortgeführten Statistiken des Gewichts in der Bevölkerung. Betrachtet man Zeitzeugnisse in Form von Bekleidung, Rüstungen oder Bildern, so zeigt sich, dass die Menschen früher durchaus kleiner waren als wir, aber sicher nicht schlanker. Sie waren, wenn man sich diese zeitgeschichtlichen Dokumente ansieht, aus heutiger Sicht kompakt gebaut. Das ist kein Votum, frühere Körperformen zum Ideal zu erklären. Es gibt gute Gründe, dass wir im Schnitt heute 15 Zentimeter größer sind als unsere Vorfahren vor rund einhundert Jahren. Und es spricht auch nichts dagegen, das Körpergewicht durch eine gute Balance zwischen der aufgenommenen Nahrung und der durch Vitalität verbrauchten Energie in einer uns heute gesund erscheinenden Balance zu halten.

Bei der Fokussierung auf das Thema Gewicht drängt sich allerdings die Frage auf, wer hier die Grenzen definiert und eine Ordnung aufstellt, nach der die schlanken Menschen vorbildlich sind und die Übergewichtigen und Adipösen diskriminiert werden. Diese Klassifizierung individueller Menschen nach einer mathematischen Formel ist relativ neu. Auch vor 50 Jahren gab es laut Statistik schon viele Menschen, die keineswegs der heutigen Norm entsprachen. Vor 50 Jahren gab es allerdings noch keine täglich strapazierte Übergewichts-Diskussion. Das missfiel einer Branche, die Krankheitsbilder braucht, um Märkte zu gestalten. Mit Philip James und folgsamen Medizinern wurde deshalb intensiv daran gearbeitet, das Gewicht zu normieren und diese Norm zu einem Raster für potenzielle Krankheiten zu machen. Wenn die Pillen da sind, werden Patienten gebraucht. Für die kreative Erfindung von Krankheiten gibt es sogar einen Fachbegriff: Disease Mongering.

Kranke sind in vielen Fällen eine Frage der Definition. Um Blutdrucksenker zu verkaufen, müssen Kranke durch die Definition von systolischem und diastolischem Blutdruck definiert werden. Um Lipidsenker in den Markt zu bringen, müssen Grenzwerte für Triglyzeride und Cholesterin, auch wenn dies zu jahrelangen Fehleinschätzungen führte, festgelegt werden, um aus dann als krank definierten Menschen Kunden zu machen. Aktuelle Untersuchungen zeigen, dass im Eifer dieses Gefechts um den Profit viele Diagnosen jenseits der Realität sind, weil sich mit einem gesunden Menschen weniger Geld verdienen lässt. Eine depressive Verstimmung, die früher als temporäre Erscheinung gewertet worden wäre, wird als gravierende Depression definiert, weil sie dann ertragreicher ist. Aus einem leicht erhöhten Blutdruckwert wird schwerer Bluthochdruck, der Behandlung und Medikation erfordert. Eine Diagnose muss nicht die Realität abbilden. Der deutsche Gesundheitsökonom Professor Gerd Glaeseke sieht eine medizinische Verantwortungslosigkeit darin, dass gerade im Bereich der sogenannten Volkskrankheiten wie Diabetes, Herz-Kreislauf-Erkrankungen oder Depressionen der Gesundheitszustand oft zu schlecht dargestellt wird, um bessere Erlöse zu erzielen. Zu der Systematik des Disease Mongerings gehört es auch, Grenzwerte zu senken, um die Zahl zu behandelnder Personen zu erhöhen, oder Symptomen künstliche Relevanz zu verleihen. Ein leicht erhöhter Blutzuckerspiegel wird dann als Prädiabetes bezeichnet. Was mit etwas mehr Bewegung auszugleichen wäre, kann dann ohne Rücksicht auf das Wohl des eigentlich gesunden Menschen mit Pillen behandelt werden.

Es werden zunehmend mehr Medikamente für mehr Krankheiten konsumiert. Allerdings zeigen die statistischen Zahlen bei vielen schematisch definierten Erkrankungen und auch bei prognostizierten Folgeerkrankungen wie Herzinfarkt und Schlaganfall, dass positive Effekte des Pharmakonsums nicht festzustellen sind. Dafür werden dann allerdings Nebenwirkungen akzeptiert. Die Interaktion von vielfältigen Medikamenten, die gegen unterschiedliche Krankheiten und in der Hoffnung auf Gesundheit geschluckt werden, wird von vielen Medizinern als zunehmendes Risiko für eben diese Gesundheit bewertet.

Diese an Fakten orientierten Überlegungen sollen weder Krankheiten verharmlosen, noch gegen den Fortschritt der Medizin argumentieren. Es ist ein Appell an den Realitätssinn und eine Aufforderung zu mehr Gelassenheit und Sachlichkeit in der Diskussion. Und es ist ein Votum für die Individualität der Menschen. Es ist an der Zeit, die Normierung, Klassifizierung und die oft damit verbundene Diskriminierung von Menschen kritischer als bisher zu sehen. Ein gesunder und sich wohl fühlender Mensch, dessen BMI-Wert Übergewicht signalisiert, sollte sich weder den Status des Dicken noch mögliche Krankheiten einreden lassen. Er sollte körperlich aktiv sein und eine variantenreiche Ernährung bevorzugen. Er sollte sich nicht dahingehend normieren lassen, auf den Genuss zu verzichten und damit das Risiko einer depressiven Verstimmung einzugehen. Die individuelle Balance des Wohlfühlens, und hier sind erhebliche Spielräume möglich, ist eine wichtige Voraussetzung für ein positives Leben. Verantwortungsvolle Wissenschaftler liefern dazu auch eine beruhigende Begründung. Der BMI wird zunehmend als Disease Mongering, also als Erfindung zur Schaffung einer angeblichen Krankheit, kritisiert. Viele seriöse Studien zeigen, dass ein leicht erhöhter BMI von über 25, per Definition Übergewicht oder medizinisch erschreckender als Präadipositas bezeichnet, Gesundheitsvorteile bringt und bei vielen Krankheiten sogar widerstandsfähiger macht.

Plädoyer für den Genuss

Wir leben in einer Zeit der Ernährungspanik. Es hat wenig mit Genuss zu tun, wenn die Auswahl des Essens durch Verzicht, die Unterdrückung von Lust und ein latent schlechtes Gewissen gesteuert wird. Geschmack und Freude bleiben dabei auf der Strecke. Immer häufiger empfinden die Menschen das Essen als Bedrohung für die Gesundheit und Verführung zum vermeintlich Bösen. Die Vorstellung, frei von Fett oder Zucker, von Gluten oder Laktose, ohne Histamine oder Fleisch essen zu müssen, wird zu einem Glaubensbekenntnis von Wohlstandsasketen. Die Vorstellung, „frei von …“ essen zu müssen, führt dazu, dass wir frei von Genuss die Nahrung kauen. Essen wird zur reglementierten Pflichterfüllung. Eine derart auf Verzicht aufbauende Ernährung lässt dem auch durchaus kulturellen Sinn des Essens, nämlich uns gut zu schmecken und uns auch glücklich zu machen, keinen Raum. Der gute Geschmack wird ausgerottet. Wir vergessen, dass gutes Essen in seiner vielfältigen Form Genuss bieten und Lust machen soll. Ein gutes Mahl, das mit positiven Gefühlen verbunden ist, bietet nicht ohne Grund die beste Basis für eine gute Kommunikation.

Essen ist nicht nur eine Frage der Kalorienversorgung, sondern ein sehr emotionales Erlebnis. Essen ist auch eine Frage des persönlichen Empfindens und der individuellen Leidenschaften. Ein Lieblingsgericht repräsentiert beispielsweise Assoziationen, also die Idee von einem Gericht. Es sind oft Erinnerungen und persönliche Empfindungen, die mit dem spezifischen Geschmack verbunden sind. Handmachte Kartoffelklöße oder Grünkohl sind dann nicht durch ein kreatives Ereignis wie Fasan an Morchelcreme zu toppen. Die individuelle Idee der Nahrung ist entscheidend für den wahren Genuss. Es sind die positiv mit der Nahrung verbundenen Erlebnisse und Emotionen.

Zu einer Balance des Wohlfühlens kann der Genuss mit seinen individuell verschiedenen Facetten beitragen. Nun ist das Essen im täglichen Leben oft funktionell. Aber auch die kleine Mahlzeit während der Arbeitspause kann, wenn sie nach persönlichen Vorlieben gestaltet wird, eine kurze Auszeit von Stress und Hektik sein. Sie sollte ein positives Geschmackserlebnis bieten und nicht nur der Nährstoff- und Kalorienauffüllung dienen.

Zur Balance, und das sollte sogar beim Genuss von Lieblingsspeisen nicht vergessen werden, gehört der Kalorienverbrauch. Der alte Begriff „Verdauungsspaziergang" ist keine traditionelle und hohle Worthülse. Wir sollten ihn mit neuem Leben füllen. Hier beginnt die wirkliche Verantwortung für den Umgang mit der persönlichen Gesundheit. Die Natur hat uns nicht für die Bequemlichkeiten des heutigen Lebensstils vorgesehen. Gesund lebende Menschen genießen die von ihnen persönlich positiv empfundene Nahrung. Gesunde Menschen lassen ihren Körper aber auch nicht im Standby-Modus laufen, sondern schalten auf Aktivität, um den Organismus, den die Natur für ein bewegtes Leben vorgesehen hat, zu aktivieren und vital zu erhalten. Für eine gesunde Bewältigung des Lebens ist diese Balance aus einer genussvollen Ernährung und einem vitalen Lebensstil die beste Basis.

QUELLENANGABEN

1. Christopher Leake, Labour obesity guru's links to drug giants, The Mail on Sunday, March 6, 2005, S.5
2. Obesity task force linked to WHO takes „millions" from drug firms, BMJ, Volume 332, 17. June 2006, S. 1412
3. Obesity drug keeps weight off, BBC NEWS, 23. December 2000
4. Treating sugar addiction like drug abuse, ScienceDaily, April 7, 2016 sowie QUT world-first study seeks to treat sugar addiction like drug addictions, Brisbane Times, April 7, 2006
5. Aussie neurocientist tests addiction drug, The University of Queensland, www.uq.edu.au, 18. February 2008 sowie Future Testing Set for Chantix the Smoking Cessation Drug for Other Puposes, Lawyer and Settlements, February 22, 2008
6. A Bartender's Worst Nightmare, CBS News, July 10, 2007
7. https://www.youtube.com/watch?v=RHboDUKNeXk
8. Neurobiologie der Alkoholabhängigkeit, Rainer Spanagel und Falk Kiefer, Psychopharmakotherapie, Heft 5, 2013, S. 199 – 208 (207)
9. Europäische Charta zur Bekämpfung der Adipositas, EUR/06 /5062700/8, 16. November 2006
10. Ein Mitschnitt der Sitzung des WHO Executive Boards vom 31. Januar 2015 zu Punkt 6.2 der Agenda „Outcome of the Second International Conference on nutrition ICN2" liegt vor.
11. A reappraisel of the quantitative relationship between sugar intake and dental caries: the need for new criteria for developing goals for sugar intake, Sheiham A., James WP, BMC Public Health, 2014 Sep. 16.

12. World Health Organization recommendations are often strong based on low confidence in effect estimates, Paul E. Alexander, Lisa Bero, Victor M. Montori et al., Journal of Clinical Epidemiology, 2013 sowie Senior GRADE methodologists encounter challenges a spart of WHO guideline develpoment panels: an inductive content analysis, Paul E. Alexander, Shelly-Anne Li, Michael R. Gionfriddo et al., Journal of Clinical Epidemiology, 2015
13. World Health Organization strong recommendations based on low-quality evidence (study quality) are frequent and often inconsistent with GRADE guidance, Alexander, Brito, Neumann, Gionfriddo et al., NCBI, 2015
14. Position der Deutschen Gesellschaft für Ernährung / WHO-Guideline (2015): Sugars intake for adults and children, 7. April 2015
15. http://www.neurofast.eu/topic/addiction
16. Wissenschaftlicher Informationsdienst des Europäischen Instituts für Lebensmittel- und Ernährungswissenschaften (EU.L.E.) e.V. 1/2004.
17. Bild der Wissenschaft, 21.6.2001, http://www.wissenschaft.de / leben-umwelt/medizin/-/journal_content/56/12054/1202724 / Ratten-Studie-bringt-Beweis-für-Zucker-Abhängigkeit/
18. Sugar: The Bitter Truth, https://www.youtube.com/watch?v-=dBnniua6-oM
19. John Yudkin, Robert H. Lustig: Pur, weiß, tödlich. Warum der Zucker uns umbringt – und wie wir das verhindern können, Lünen 2014
20. Hans-Ulrich Grimm: Garantiert gesundheitsgefährdend – wie uns die Zucker-Mafia krank macht, München 2013, S. 14ff.
21. Ulrike Kämmerer, Christina Schlatterer, Gerd Knoll: Krebszellen lieben Zucker – Patienten brauchen Fett, Systemed, 2012
22. Siehe https://www.krebsinformationsdienst.de/behandlung /ernaehrung-therapie-diaeten.php

23. Deutsche Zeitschrift für Onkologie (DZO) 2012; 44(3), S. 109–118
24. L. M. Jacob, N. Weis: „Ketogene Diät: Mehr Schaden als Nutzen?“ Deutsche Zeitschrift für Onkologie 2012; 44(4), S. 154–161
25. https://www.krebsinformationsdienst.de/behandlung/ernaehrung-therapie-diaeten.php
26. https://www.esanum.de/today/posts/langer-leben-hormon-fgf21 und „Brotzeit schlägt Steinzeit“, DocCheck vom 22.11.2016
27. MONICA steht für “MONItoring CArdiovascular disease”. Die Studie wurde nicht nur in Schottland, sondern weltweit durchgeführt.
28. „Prevalence and severity of dental caries in schoolchildren of Porto, Portugal”, Community Dental Health 2008/25, S. 119–125
29. „Physical activity and television watching in relation to risk for type 2 diabetes mellitus in men, Arch Intern Med., 25. Juni 2001
30. http://www.cbc.ca/news/health/artificial-sweeteners-tied-to-obesity-type-2-diabetes-1.1352987
31. DGE info, 9/2002
32. Peter J. Rogers, John E. Blundell: “Separating the actions of sweetness and calories: effects of saccharin and carbohydrates on hunger and food intake in human subject”, Physiology & Behaviour 1989/45, S. 1093–1099
33. http://www.gesundheitsforschung-bmbf.de/de/777.php
34. Werner Bartens: Es reicht! Schluss mit den falschen Vorschriften, Frankfurt 2014
35. https://www.foodwatch.org/uploads/media/2014-09-12_foodwatch-Verbraucherreport_2014.pdf
36. http://www.welt.de/print/wams/wirtschaft/article116330848/Boese-boese Dickmacher.html
37. http://www.aerzteblatt.de/archiv/22177/Koerperliche-Bewegung-zur-Praevention-und-Behandlung-der-Adipositas

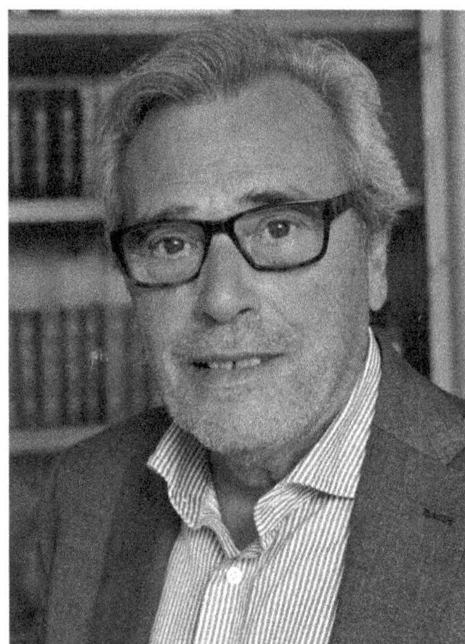

Detlef Brendel ist gesellschaftskritischer Publizist und Autor von Büchern wie „Wirtschaft im Würgegriff: Wie das Kartellamt Unternehmen blockiert“ und „Die Zucker-Lüge“. In seinen Veröffentlichungen und Büchern beschäftigt er sich mit aktuell kontrovers diskutierten Themen wie der Bevormundung durch Steuerung öffentlicher Meinungen und den Grenzen staatlicher Regulation.